Trends in der topischen Psoriasis-Therapie

Mit freundlicher Empfehlung

SCHERING AKTIENGESELLSCHAFT
Pharma Deutschland

Dieses Buch wurde auf umweltschonend
chlorfrei gebleichtem Papier gedruckt.

Trends in der topischen Psoriasis-Therapie

Begleitsymposium zum Deutschen
Dermatologie-Kongreß
14. Juli 1993 in Düsseldorf

Herausgeber:
Prof. Dr. E. Christophers
Dr. D. Friedmann

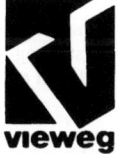

Die Deutsche Bibliothek - CIP-Einheitsaufnahme

Trends in der topischen Psoriasis-Therapie: Begleitsymposium zum Deutschen Dermatologie-Kongress 14. Juli 1993 in Düsseldorf / Hrsg. E. Christophers; D. Friedmann. - Braunschweig; Wiesbaden: Vieweg, 1994
ISBN 978-3-663-05265-4   ISBN 978-3-663-05264-7 (eBook)
DOI 10.1007/978-3-663-05264-7
NE: Christophers, Enno [Hrsg.]; Deutscher Dermatologie-Kongress <1993, Düsseldorf>

Herausgeber:

Prof. Dr. med. E. Christophers
Klinik für Dermatologie,
Venerologie und Allergologie
Christian-Albrechts-Universität
Schittenhelmstr. 7
24105 Kiel

Dr. med. D. Friedmann
Schering Aktiengesellschaft
Pharma Deutschland Medizin
Dermatologie
13342 Berlin

Alle Rechte vorbehalten
© Friedr. Vieweg & Sohn Verlagsgesellschaft mbH, Braunschweig/Wiesbaden, 1994

Der Verlag Vieweg ist ein Unternehmen der Verlagsgruppe Bertelsmann International.

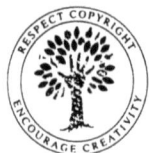

Das Werk einschließlich aller seiner Teile ist urheberrechtlich geschützt. Jede Verwertung außerhalb der engen Grenzen des Urheberrechtsgesetzes ist ohne Zustimmung des Verlages unzulässig und strafbar. Das gilt insbesondere für Vervielfältigungen, Übersetzungen, Mikroverfilmungen und die Einspeicherung und Verarbeitung in elektronischen Systemen.

Konzeption und Realisation: Jürgen Weser, Gütersloh
Herstellung: Gütersloher Druckservice GmbH, Gütersloh
Gedruckt auf säurefreiem Papier

ISBN 978-3-663-05265-4

Inhaltsverzeichnis

Verzeichnis der Referenten und Autoren 6

E. Christophers: Einleitung 7

D. Friedmann: Vorwort 9

H. Schaefer
Penetrationsverhalten topischer Dermatika 11
Diskussion 16

E. Ritz
Endokrine und nichtendokrine Funktionen aktiver
Vitamin-D-Metabolite 18

U. Mrowietz
Wirkung von Vitamin D_3 und Analoga auf Zellen der Haut
und des Immunsystems 24
Diskussion 31

P. van de Kerkhof
Wirkung von Vitamin D_3 und Analoga bei verschiedenen
dermatologischen Indikationen 33
Diskussion 43

R. Stadler
Vitamin D_3 und Analoga in der Kombinationstherapie bei Psoriasis .. 45
Diskussion 62

Stichwortverzeichnis 63

Verzeichnis der Referenten

Prof. Dr. med. E. Christophers, Klinik für Dermatologie, Venerologie und Allergologie, Universitäts-Hautklinik, Schittenhelmstr. 7, 24105 Kiel

Dr. med. D. Friedmann, Schering Aktiengesellschaft, Pharma Deutschland Medizin, Dermatologie, 13342 Berlin

Prof. Dr. med. P. van de Kerkhof, University Hospital Nijmegen, Department of Dermatology, P.O. Box 9101, N-6500 HB Nijmegen, Niederlande

Dr. med. U. Mrowietz, Klinik für Dermatologie, Venerologie und Allergologie, Universitäts-Hautklinik, Schittenhelmstr. 7, 24105 Kiel

Prof. Dr. med. E. Ritz, Rehabilitationszentrum für Chronisch Nierenkranke, Bergheimerstr. 56 a, 69115 Heidelberg

Prof. Dr. med. H. Schaefer, Centre de Rechèrche Carles Zviak, 90, Rue du Général Roguet, F-92583 Clichy CEDEX, Frankreich

Prof. Dr. med. R. Stadler, Chefarzt der Hautklinik, Stadt- und Kreiskrankenhaus Minden, Portastr. 7-9, 32423 Minden

Einleitung

Im Rahmen der Psoriasis-Behandlung sind die therapeutischen Möglichkeiten, erkrankte Haut abzuheilen, so vielfältig wie bei kaum einer vergleichbaren Dermatose. Mit der Cignolin-Behandlung, dem Göckerman-Schema, den verschiedenen Formen der Lichtbehandlung einschließlich der Photo-Chemotherapie, den systemischen Behandlungsmodalitäten mit Methotrexat oder Ciclosporin A verfügen wir heute über ein therapeutisches Spektrum, das den verschiedenen Ausdrucksformen dieser Erkrankung gerecht wird.
Das heißt jedoch nicht, daß die Therapie der psoriatischen Erkrankungsformen für den behandelnden Arzt einfacher geworden ist. Viele Fragen, die dem Arzt gestellt werden, betreffen die Wirkungsmechanismen der einzelnen antipsoriatischen Behandlungsformen, über die nur wenig bekannt ist. Nicht einmal beim Cignolin, dem ältesten Antipsoriatikum, wissen wir genau, wie diese Substanz wirkt. Allenfalls bei den systemischen Antipsoriatika Methotrexat und Ciclosporin A verfügen wir ansatzweise über Kenntnisse zu ihrer Wirkweise, die jedoch weder vollständig noch wissenschaftlich bewiesen sind.
Problematisch ist auch die ausgeprägte Chronizität der psoriatischen Hautläsion. Sie macht eine vor allem im ambulanten Bereich langfristige nebenwirkungsfreie topische Therapie erforderlich. Da die Kortikosteroide in den letzten 10 Jahren mit massiven Compliance-Problemen zu kämpfen haben und von der Öffentlichkeit vielfach verteufelt werden, entstand ein therapeutisches Niemandsland, das schwer zu überwinden war.
Mit der Erforschung und Entwicklung der Vitamin-D-Derivate, insbesondere dem Calcipotriol, ist ein überraschender und gänzlich neuer Weg eingeschlagen worden. Nicht nur die Effektivität dieses Vitamin-Derivates bei Psoriasis, das in sehr geringer topischer Dosierung eine überraschende Wirkung zeigt, sondern auch die relative Nebenwirkungsarmut sind beein-

druckend. Die Tatsache, daß ein Angriffsort die erkrankte Epidermis ist, rückt diesen Gewebsabschnitt wieder einmal in das Licht der Psoriasis-Forschung.

Die knapp gehaltenen Beiträge in dem vorliegenden Symposiumsband informieren über Vitamin-D_3-induzierte Wirkeffekte, Wirkungsmechanismen und die Rolle der Vitamin-D_3-Analoga in der Dermatotherapie.

Enno Christophers

Vorwort

„Vitamin D in der Psoriasis-Therapie" ist eigentlich kein neues Thema, schon in den 30er Jahren gab es erste therapeutische Versuche mit Vitamin-D-Analoga in dieser Indikation. Mit Calcipotriol liegt nun seit einiger Zeit ein Vitamin-D_3-Analogon für die Therapie der Psoriasis vulgaris vor, dessen gute Wirksamkeit und Verträglichkeit in zahlreichen klinischen Studien nachgewiesen werden konnte.

Im Rahmen der 37. Tagung der Deutschen Dermatologischen Gesellschaft im Juli 1993 veranstaltete die Schering AG ein Begleitsymposium unter dem Titel „Trends in der topischen Prosiasis-Therapie". Ziel dieses Symposiums war es, einen Bogen zu schlagen von den ersten, grundsätzlichen Erkenntnissen über Vitamin D_3 bis zum heutigen Wissensstand und zu den Anwendungsmöglichkeiten dieser Substanz in der topischen Psoriasis-Therapie.

Dem eigentlichen Thema waren zunächst Ausführungen genereller Art über das Penetrationsverhalten topischer Dermatika vorangestellt. Diesen ersten Ausführungen schloß sich ein Vortrag über die vielfältigen allgemeinen Funktionen aktiver Vitamin-D-Metabolite an. Die letzten drei Beiträge befaßten sich mit der Pharmakologie und der klinischen Entwicklung von Calcipotriol und anderer Vitamin-D_3-Analoga. Hier wurde besonders auf die Wirkweise dieser Stoffklasse, das Indikationsspektrum und klinische, für den Praxisalltag relevante Fragestellungen eingegangen.

Allen Beteiligten sei an dieser Stelle für ihre Bereitschaft, an diesem Symposium teilzunehmen und ihr Wissen und ihre Erfahrungen weiterzugeben, herzlichst gedankt.

Dorothea Friedmann

Penetrationsverhalten topischer Dermatika

H. Schaefer

Die Applikation topischer Medikamente läßt sich in zwei Kategorien einteilen: 1. in Formulierungen, die zur Behandlung von Hauterkrankungen direkt auf den Ort des Geschehens aufgetragen werden (Cremes, Salben, Gele, Lotionen) und 2. in sogenannte transdermale Systeme (Salben, Pflaster), die der Therapie bzw. Prophylaxe systemischer/innerer Erkrankungen dienen.
Ziel der topischen Dermatotherapie muß sein, einen größtmöglichen therapeutischen Effekt auf der erkrankten Haut bei gleichzeitiger Minimierung der lokalen und systemischen Nebenwirkungen zu erreichen (Abb. 1). Prinzipiell gilt dabei, daß jede Wirkung an der gesunden Haut als Nebenwirkung einzustufen ist, weil sie als solche nicht erwünscht ist. Vor diesem Hintergrund hat sich z.B. in der topischen Psoriasis-Therapie die sogenannte „short contact therapy" mit Cignolin etabliert. Sie verhindert, daß Cignolin in größeren Mengen in die Haut eindringt und es zu Irritationen, auch der gesunden Haut, kommt. Auch für andere Wirkstoffe gilt: Nach einer vernünftigen Zeitspanne sollte das applizierte Medikament wieder entfernt werden, weil durch zu langes Verweilen meist das Penetrationsmaximum überschritten wird. Dies legen Daten aus Untersuchungen zur Penetrationskinetik nahe. Danach geht die perkutane Penetration des Wirkstoffes durch die psoriatische Haut oft schneller vor sich als die orale Absorption derselben Substanz. Das Maximum ist oft schon nach einer Stunde erreicht bzw. sogar schon überschritten.
Der Wirkstoff befindet sich also bereits nach einer Stunde in der Haut und kann dort seine Wirkung entfalten. Alles, was nach der maximal erreichten Penetration noch auf der Haut verbleibt, kann zur Kontamination des Partners, der Kinder, der Umgebung oder des Krankenhauspersonals führen. Fest steht, daß pro cm^2 Hautoberfläche maximal 0,5 2 mg der Zubereitung aufgetragen werden kann. Auf die Gesamtkörperoberfläche von 15.000 cm^2 übertragen, errechnet sich daraus eine maximal zu

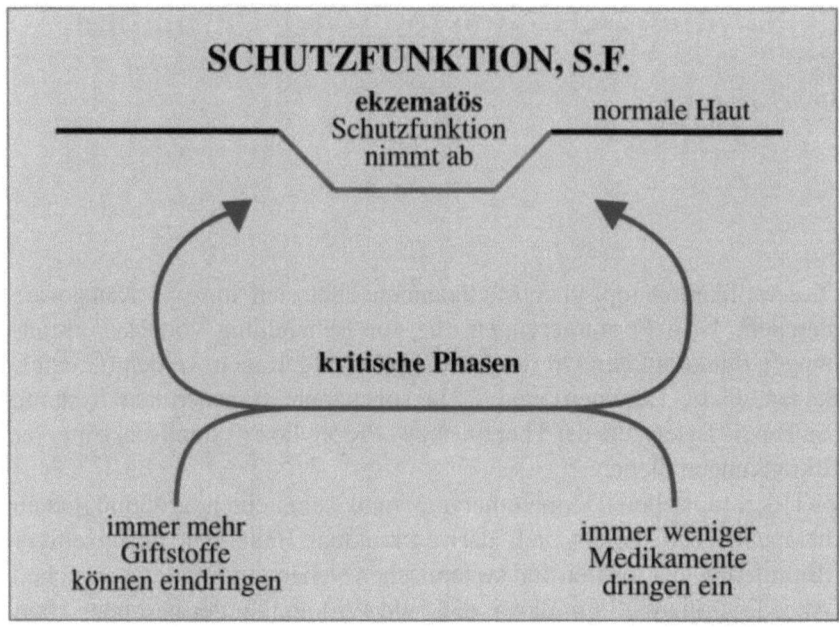

Abb. 1: Die Schutzfunktion ekzematischer Areale ist beeinträchtigt; Noxen, wie Allergene, Irritantien etc., können verstärkt eindringen. Gleichzeitig ist an solchen Lokalisationen der Eintritt von Dermatika im Vergleich zum normalen Umfeld begünstigt. In dem Maße einer fortschreitenden Abheilung durch die Behandlung reetabliert sich der Schutz gegen Noxen, aber auch gegen den Zufluß von Pharmaka.

applizierende Menge von ca. 15 - 30 g. Wird mehr Salbe aufgebracht, so wird einfach aufgestockt, ohne daß ein Mehr an Wirkstoff freigesetzt werden kann. Wird mehr als die genannte Menge auf eine dicke psoriatische Plaque aufgetragen, wird diese zu einem metabolisch aktiven Schwamm, der sehr viel Medikament verbraucht und durch den letztlich die Wirksamkeit nicht gesteigert wird.

In Abb. 2 ist das Penetrationsverhalten von Cignolin - angewandt in der „short contact therapy" - in erkrankter sowie gesunder Haut dargestellt. In normaler Haut erfolgt eine langsame Penetration, in erkrankter Haut eine deutlich schnellere. Wird nach ca. einer Stunde der Überstand von der

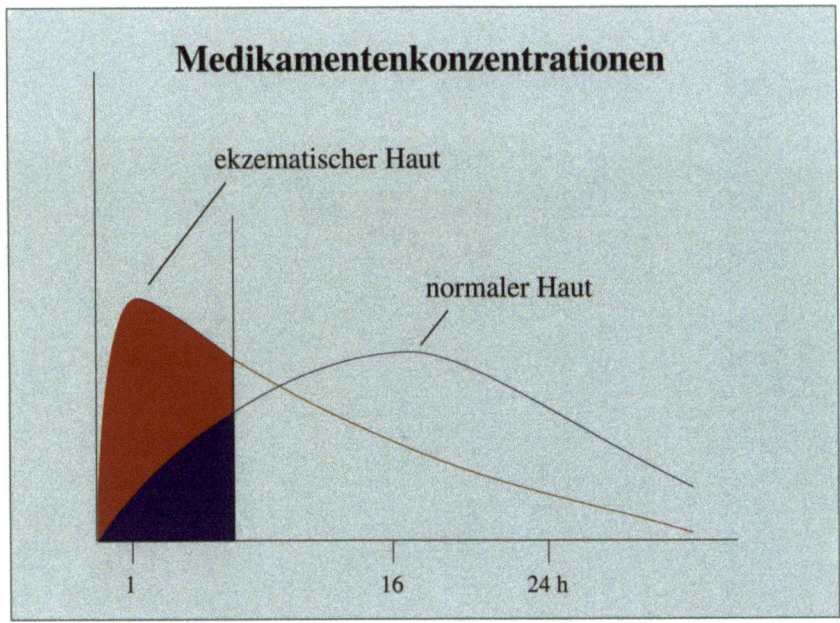

Abb. 2: Der Zufluß von topisch applizierten Pharmaka in ekzematische Haut jeglicher Pathogenese ist schneller und stärker als der in das nicht befallene Umfeld (rotes Feld = Medikamentenkonzentration in exzematischer Haut in den ersten 1 - 3 Stunden nach Applikation, blaues Feld = Konzentrationen in der umgebenden, normalen Haut im selben Zeitbereich). Da also das Maximum früher erreicht wird, können Nebenwirkungen in der normalen Haut ohne wesentliche Beeinträchtigung des Therapieerfolges vermindert werden, wenn man den stets vorhandenen Überschuß rechtzeitig vom gesamten behandelten Bereich entfernt (Prinzip der „short contact therapy").

Haut abgewischt, vermeidet man dadurch jegliches weitere Eindringen des Wirkstoffes und damit die Nebenwirkungen, besonders an der gesunden Haut.
Eine weitere Zielsetzung der topischen Therapie muß sein, den Wirkstoff genau an den eigentlichen Ort des Geschehens zu bringen. Abb. 3 macht dies deutlich und zeigt auch, daß das Medikament nicht einfach gleich-

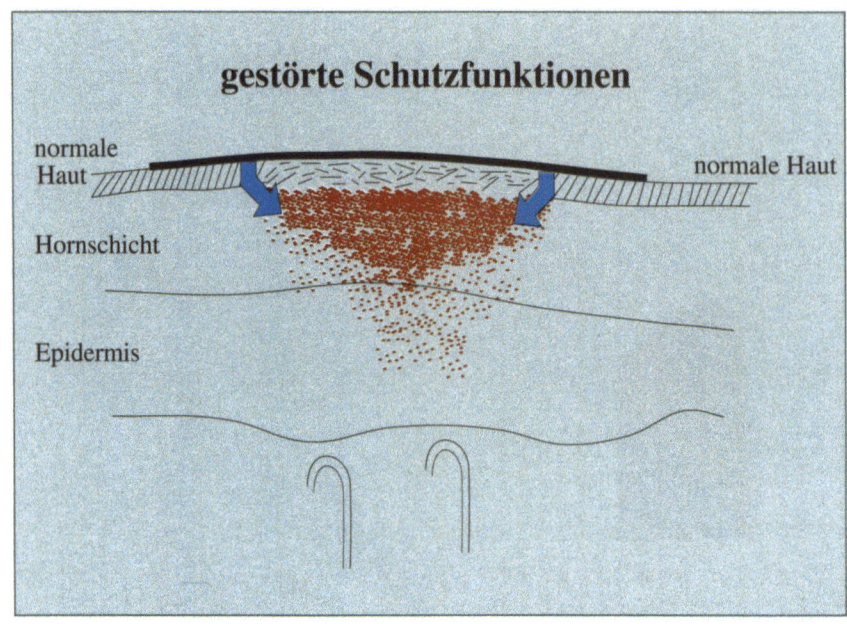

Abb. 3: Der gleiche Zusammenhang wie in Abb. 1 und 2: Bei gestörter Schutzfunktion dringen mehr Pharmaka schneller und tiefer ein.

mäßig in die Haut absinkt und sich verteilt und auch nicht gleichmäßig vom Gefäßsystem resorbiert wird. Es laufen dort spezifische Bindungs- und Metabolisierungsprozesse ab, die wir im einzelnen nicht genau kennen und die dazu führen, daß z. T. Medikamente unwirksam sind oder nur langsam wirksam werden.

Neuere penetrationskinetische Untersuchungen zur Psoriasis der Kopfhaut zeigen, daß der Haarfollikel ein ganz wesentlicher Zugang für Medikamente ist. Das ist von besonderer Bedeutung für die Kopfpsoriasis, weil der Follikel einen Bereich darstellt, der gleichzeitig als Reservoir und als Resorptionsort dient. Abb. 4 verdeutlicht diesen Vorgang. In den Follikel sind Kristalle eines Retinoids eingebracht, die dort eine ganze Zeit verbleiben und sich erst langsam auflösen. Auch die Menge bzw. Größe, die diesen Prozeß ausnutzt, ist bekannt. Dieser langsame Penetrationsprozeß durch die Follikel in Abhängigkeit vom Wirkstoff und von der Formulierung machen bis zu 80 % des Gesamtvorgangs aus. Und dies hat natürlich besondere Auswirkungen auf die topische Therapie der Psoriasis capitis.

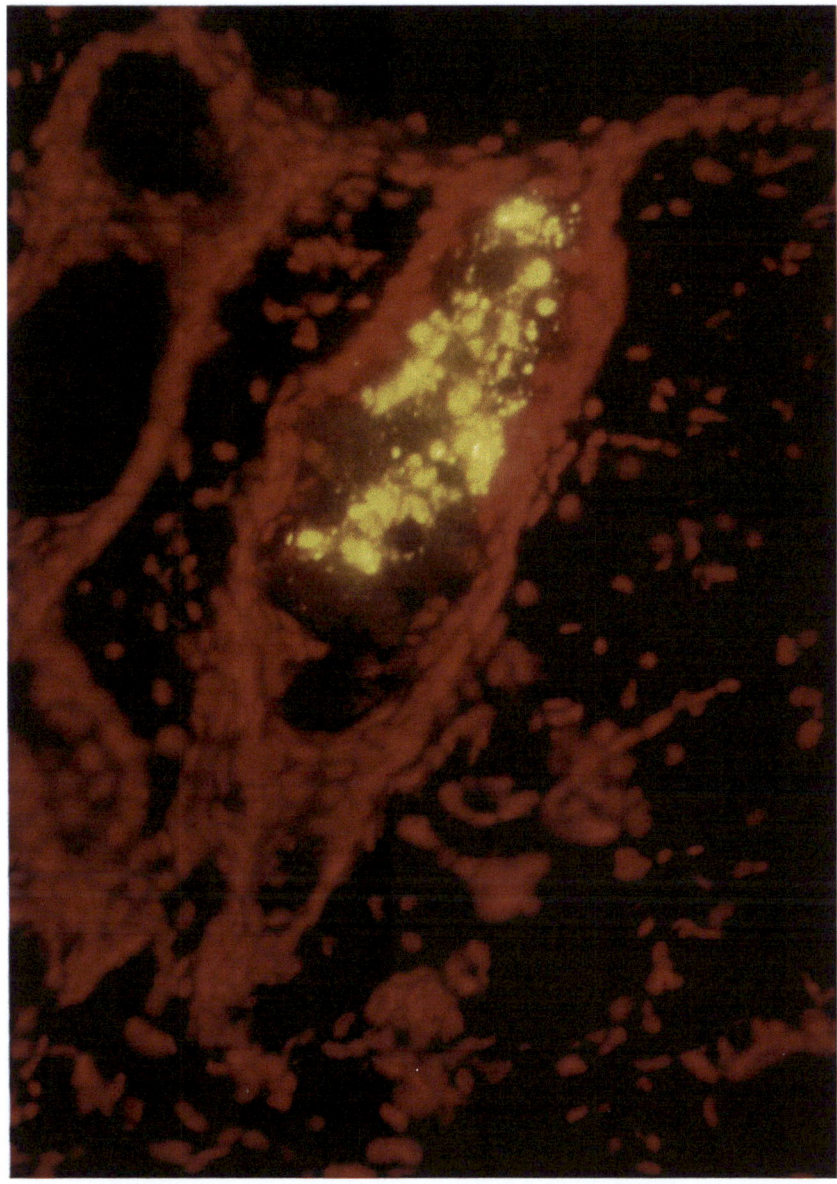

Abb. 4: Follikuläre Penetration: Fluoreszenzmarkierte Kristalle (Dansylanilin = gelbe Fluoreszenz) mit vorgegebener Kristallgröße dringen tief in den Follikel normaler Haut ein.

Festzuhalten ist noch einmal, daß die normale, gesunde Haut gegen die Penetration eines Medikamentes zum großen Teil Schutz bietet, ein ekzematischer Bereich dagegen eine verminderte Barrierefunktion aufweist, der dann natürlich für die Wirksubstanz leichter durchlässig ist. Behandelt wird dieser Bereich im allgemeinen, bis sich die Entzündung einigermaßen normalisiert hat. Eine äußerliche Normalisierung der Haut besagt dagegen nicht, daß der pathologische Prozeß schon völlig abgeklungen ist. Beendet der Patient die Behandlung zu früh, bricht möglicherweise das pathologische Geschehen wieder durch, und es muß erneut therapiert werden. Der Patient fragt dann in der Regel nach einem stärkeren Medikament bzw. nach einer höheren Konzentration. Häufig wechselt er auch den Dermatologen oder geht zu einem Kliniker. Die Ursache liegt aber darin, daß nicht zu Ende therapiert worden ist.

Physiologischerweise wird die Penetration eines Wirkstoffes gegen Ende der Therapie schwächer. Um so wichtiger ist es, daß weiter therapiert wird - trotz augenscheinlicher Besserung -, und zwar weiterhin durch zweimal tägliche gründliche und gewissenhafte Applikation. Die Entscheidung zur Beendigung einer Therapie sollte nie die scheinbare Abheilung sein, jedoch immer das Ausmaß der möglicherweise auftretenden Nebenwirkungen.

Eine zweimal tägliche Applikation gilt für die meisten topischen Antipsoriatika als optimal. Spätestens nach einer Stunde darf gewaschen bzw. abgewischt werden, wenn der Patient das Bedürfnis hat. Bei einer Behandlung der Kopfhaut kann dies schon nach 10 Minuten geschehen, da auch die weiteren Minuten oder Stunden keine bessere Wirkung mehr erzielen.

Diskussion

Moderation: Prof. Christophers

Fragen an Prof. Schaefer

Prof. van de Kerkhof:
Ich denke, daß während der Vitamin-D_3-Behandlung die optimale Dosis 50 µg pro g Salbe sind, dann heilt die Psoriasis. Das Problem in diesem

Zusammenhang ist: Wie kann man während der Besserung der psoriatischen Läsionen in der zweiten Phase der Therapie am besten behandeln? Die Konzentration erhöhen oder eine Penetrationssteigerung induzieren, analog zu dem, was wir von der Dithranol-Behandlung kennen?

Prof. Schaefer:
Die Konzentration zu erhöhen, ist natürlich schwierig, weil Sie ein neues Präparat brauchen. Von Penetrationssteigerung rate ich grundsätzlich ab. Sie laufen automatisch Gefahr, daß Sie zu einem spill over kommen, d.h. daß das Medikament ins Gefäßsystem überfließt und dann systemische Nebenwirkungen auftreten. Das Wichtigste ist natürlich die Compliance des Patienten, es ist darauf zu achten, daß sich der Patient auch wirklich an die Therapieanweisung hält. Was Sie dann noch tun können, ist die gründliche Reinigung der Haut durch den Patienten und die Behandlung im quasi noch feuchten Zustand. Damit können Sie natürlich die Penetrationsraten einer abheilenden Haut vergrößern und zusätzlich noch einmal Druck ausüben. Die dritte Möglichkeit wäre, die Häufigkeit der Behandlung zu erhöhen, d.h. von zweimal täglich auf drei- bis viermal täglich überzugehen. Aber das ist kaum praktikabel, so daß es im Prinzip fast immer das Wichtigste ist, den Patienten richtig über die Wirkmechanismen zu informieren. Die Reinigung und Sauberhaltung der Haut muß man ihm als erstes erklären. Die beiden anderen Möglichkeiten, die Sie erwähnten, Konzentrationserhöhungen und Penetrationssteigerung, bedingen automatisch, daß ein neues Medikament eingesetzt werden muß und daß alle toxikologischen Untersuchungen neu durchzuführen sind.

Endokrine und nichtendokrine Funktionen aktiver Vitamin-D-Metabolite

E. Ritz

Die Rolle als Vitamin

Vitamin D wurde ursprünglich als fettlöslicher, essentieller Nahrungsfaktor (d.h. als Vitamin) entdeckt. Allerdings ist der Vitamin-D-Gehalt der Nahrung äußerst gering. Größtenteils entsteht Vitamin D aus Dehydrocholesterin unter Einfluß von UV-Licht durch Photosynthese in der Haut (Abb. 1).
In der Leber wird Vitamin D, gebunden an ein Vitamin-D-Bindungsprotein, durch Einführung einer Hydroxylfunktion in Position C-25 in den polaren Metaboliten 25(OH)D umgewandelt. Bei erhöhtem Calciumbedarf verwandelt sich 25(OH)D in den Mitochondrien der proximalen Tubulusepithelien des Organismus in den bioaktiven Metaboliten 1-alpha-25(OH)Vitamin D_3, bei Calciumsuffizienz in den weitgehend inaktiven Metaboliten 24,25(OH)$_2$Vitamin-D_3. Letzterer stellt wahrscheinlich das erste Produkt eines Abbauweges dar. Neuere Befunde zeigen, daß die 1-alpha-Hydroxylase eine Zytochrom-P-450-enthaltende Mischfunktions-Oxydase darstellt, welche aus NADPH und Sauerstoff unter Zwischenschaltung von Ferredoxin-Reduktase und Ferredoxin eine Hydroxylfunktion in die Position C_1-alpha einführt, wobei für die Regulation der Expression der enzymatischen Proteine Transskriptionsschritte involviert zu sein scheinen. Bekannte Faktoren, welche die Biosynthese von 1,25(OH)$_2D_3$ beeinflussen, sind 1,25(OH)$_2D_3$ selbst (Endprodukthemmung), PTH (Parathormon), Phosphatkonzentration und bei Zuständen mit Substratabhängigkeit der 1-alpha-Hydroxylase (z.B. Vitamin-D-Mangel) 25(OH)Vitamin D_3.

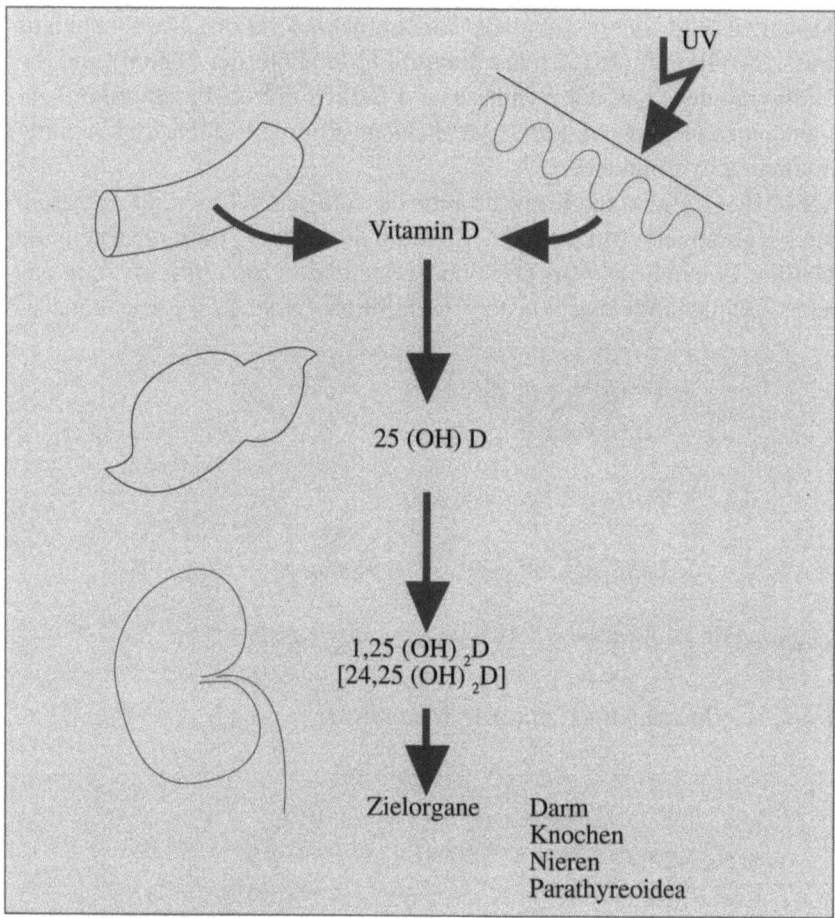

Abb. 1: Schema des Vitamin-D-Stoffwechsels

Klassische Wirkungen von Vitamin D

Die klassischen Wirkungen von Vitamin D in der Calciumhomöostase lassen sich auf ein gemeinsames Prinzip zurückführen: die Wahrung der Konzentration des extrazellulären Calciums. Dazu wird Vitamin D wirksam an den drei Organen, die für die Homöostase der extrazellulären Calciumkonzentration von Bedeutung sind, nämlich Darm (intestinale Calciumabsorption), Knochen (Calciumaustausch mit Extrazellulärflüssigkeit) und Nieren (tubuläre Calciumrückresorption). Darüber hinaus sind $1,25(OH)_2D_3$ (der aktive Vitamin-D-Metabolit der Nieren) und die Parathyreoidea (Ort der Synthese und Sekretion von Parathormon) im Sinne eines endokrinen Servo-Mechanismus durch Feedback-Hemmung miteinander verbunden.

$1,25(OH)_2D_3$ erhöht die Konzentration des ionisierten Calciums im Serum durch gesteigerte intestinale Calciumabsorption, durch gesteigerte tubuläre Calciumrückresorption und gesteigerte Calciumfreisetzung aus dem Skelett durch osteoklastäre Resorption (Abb. 2, 3). Die konzen-

---

$1,25(OH)_2D_3$ **erhöht S-Ca^{++}**
durch gesteigerte:

- intestinale Ca-Absorption

- gesteigerte tubuläre Ca-Reabsorption

- gesteigerte Ca-Freisetzung aus Skelett

Abb. 2: Wirkung von 1,25 (OH)$_2$ Vitamin D$_3$

$1,25(OH)_2D_3$-Wirkung wird **begrenzt**
durch Rückkopplungshemmung (feedback)
der Parathyreoidea.

$1,25(OH)_2D_3$ **hemmt** PTH-Sekretion durch

- gesteigerte Ca^{++}-Empfindlichkeit

- verminderte PTH-Synthese (mRNS)

- verminderte Parathyreoidea-Zellproliferation

Abb. 3: Rückkopplungsbeziehung zwischen 1,25 (OH)$_2$Vitamin D$_3$ und Parathormon

trationssteigernde Wirkung von 1,25(OH)$_2$D$_3$ auf das Serumcalcium wird durch Rückkoppelungshemmung (Feedback) der Parathyreoidea begrenzt. Dabei hemmt 1,25(OH)$_2$D$_3$ die PTH-Sekretion durch Erhöhung der Calciumempfindlichkeit der Parathyreoidea (so daß weniger ionisiertes Calcium notwendig ist, um die PTH-Sekretion zu hemmen), durch verminderte PTH-Synthese (so daß weniger mRNS für Prä-Pro-PTH nachweisbar ist) sowie durch verminderte Parathyreoidea-Zellproliferation (so daß eine Parathyreoidea-Hyperplasie unterbleibt).

Nichtklassische Wirkungen von Vitamin D

Neben der bekannnten Rolle von Vitamin D in der Homöostase der Serum-Calciumkonzentration wurden in den letzten Jahren zahlreiche Wirkungen aufgedeckt, die nicht auf den Einfluß von Vitamin D bei der Calciumhomöostase zurückgeführt werden können. Vitamin D wirkt z.B. auf die Muskulatur (sowohl Skelett-, Herz- als auch glatte Gefäßmuskulatur), die Immunzellen (Makrophagen und aktivierte T-Zellen) sowie die Hautzellen, die Thema dieser Tagung sind.

Diese große Bedeutung von Vitamin D wird durch phylogenetische Betrachtungen verständlich. So gibt es auch einige Pflanzen, die unter UV-Bestrahlung Vitamin D oder sogar 1,25(OH)$_2$D$_3$ bilden. In Pflanzen induziert 1,25(OH)$_2$Vitamin D calciumabhängig Differenzierungsschritte, wie z.B. Rhizogenese (Wurzelbildung) etc.

Es ist daher anzunehmen, daß im Laufe der Evolution 1,25(OH)$_2$Vitamin D$_3$, welches bereits bei primitiven Spezies zelluläre Proliferationsschritte hemmt und Differenzierungsprogramme aktiviert, für die neue Aufgabe der Calciumhomöostase herangezogen wurde, die phylogenetisch älteren Wirkungen jedoch noch beibehielt.

Der Vitamin-D-Rezeptor - ein Mitglied der „steroid receptor superfamily"

Die aminoterminale Domäne des Vitamin-D-Rezeptors weist eine ausgeprägte Homologie mit Steroidrezeptoren (z.B. Östrogen-, Glukokortikoid-Progesteronrezeptor), mit dem Onkogen V-erbA (Schilddrüsen-

hormonrezeptor) sowie mit den Rezeptoren der Vitamin-A-Familie auf (Abb. 4).
Allen Rezeptoren ist gemeinsam, daß eine Domäne am aminoterminalen Ende über sogenannte Zinkfinger mit Desoxyribonukleinsäue (DNS) in Wechselwirkung tritt. Unter dem Einfluß von $1,25(OH)_2D_3$ werden für $1,25(OH)_2D_3$ spezifische Gene transkribiert und die entsprechenden Genprodukte exprimiert.
Der Vitamin-D-Rezeptor wirkt also als ligandenabhängiger Transkriptionsfaktor. $1,25(OH)_2D_3$ tritt, gebunden an seinen Rezeptor, mit

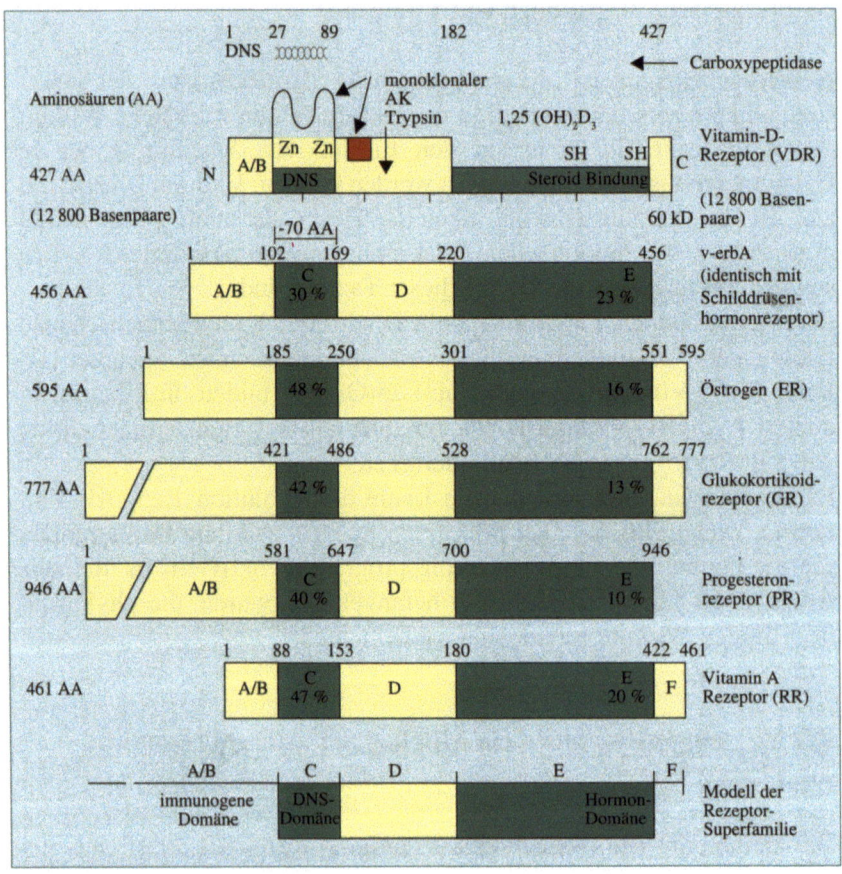

Abb. 4: Nukleotidstruktur der aminoterminalen Domäne des Vitamin-D-Rezeptors im Vergleich zu anderen Steroidhormonrezeptoren

"vitamin-D-responsive elements" (VDRE) in Wechselwirkung, die stromaufwärts von Vitamin-D-abhängigen Genprodukten liegen (5-flanking DNA). Verschiedenen Vitamin-D-abhängigen Genen wie Osteocalcin, Calbindin etc. ist stromaufwärts (5') ein imperfektes "direct repeat" vorgeschaltet. Die Wechselwirkung von 1,25(OH)$_2$D$_3$ in Bindung an seinen Rezeptor mit den Vitamin-D-abhängigen Elementen (VDRE) erfordert Hilfsproteine (NAF, nuclear accessory factors). Ein weiterer gegenwärtig noch nicht gut charakterisierter Schritt ist die Phosphorylierung des Rezeptors, d.h. die kovalente Modifikation, die den Rezeptor aktiviert. Der Vitamin-D-Rezeptor enthält in Form der Aminosäure Serin mehrere potentielle Phosphorylierungsorte.

Wirkung von 1,25(OH)$_2$D$_3$ auf proliferierende Gewebe

Die Untersuchungen von Prof. Mehls und Dr. Klaus an Chondrozyten im Hinblick auf mögliche Effekte von 1,25(OH)$_2$D$_3$ auf die Haut sind sehr interessant. Im Scatchard Plot konnte gezeigt werden, daß wachsende Zellen mehr 1,25(OH)$_2$D$_3$-Rezeptoren exprimieren als ruhende Zellen. Außerdem wurde eine klare Beziehung zwischen dem Differenzierungsgrad der Chondrozyten und der Vitamin-D-Rezeptorexpression gefunden. Der Vitamin-D-Rezeptor wurde durch Parathormon hochreguliert. 1,25(OH)$_2$D$_3$ hatte biphasische Effekte auf die Chondrozytenproliferation. Physiologische Wirkkonzentrationen (10^{-12} M) stimulierten die Proliferation - dieser Effekt entspricht den Erwartungen, da bei Rachitis das Vitamin D das Längenwachstum stimuliert. Höhere Konzentrationen von 1,25(OH)$_2$D$_3$ führten jedoch zur progredienten Hemmung der Zellproliferation.

Zusammenfassung

Vitamin D wirkt über seinen aktiven Metaboliten 1-alpha-25(OH)$_2$D$_3$ in Analogie zu Steroidhormonen als transkriptionskontrollierender Faktor der Vitamin-D-abhängigen Gene. Es greift also nicht nur in die Calciumhomöostase, sondern auch in phylogenetisch alte Zellprogramme ein, die zelluläre Proliferations-/Differenzierungsschritte kontrollieren.

Wirkung von Vitamin D_3 und Analoga auf Zellen der Haut und des Immunsystems

U. Mrowietz

Einleitung

An der psoriatischen Gewebereaktion ist eine Vielzahl von Komponenten beteiligt, deren wechselseitige Beeinflussungen zu dem typischen morphologischen Erscheinungsbild der Psoriasis führen und auch die histopathologischen Merkmale bestimmen.

Die zwei wichtigsten Phänomene sind hierbei die Entzündung und die epidermale Hyperproliferation. Schon vor Jahren bei der initialen Psoriasis erhobene Befunde deuten darauf hin, daß die Entzündungsreaktion (mit Mast- und Endothelzellaktivierung und nachfolgendem Einstrom von Leukozyten in die Haut) der Hyperproliferation vorausgeht.

Die wichtigsten an der Psoriasis beteiligten Zellen und Mediatoren sind in Abb. 1 zusammengefaßt. Bei den ortsständigen Zellen sind vor allem Endothelzellen und Keratinozyten von Interesse, bei den Infiltratzellen neutrophile Granulozyten, T-Helfer-Lymphozyten und Monozyten/Makrophagen. Eine Vielzahl verschiedenartiger Mediatoren unterschiedlicher biochemischer Natur (Zytokin- und Komplementpeptide, Arachidonsäuremetabolite) reguliert die wechselseitigen Interaktionen durch aktivierende und hemmende Signale (Abb. 2).

Eine pharmakologische Beeinflussung ist in diesem Netzwerk aus ortsständigen und Infiltratzellen sowie Mediatoren prinzipiell bei jeder einzelnen Komponente möglich. Das Ziel ist eine Verminderung der entzündlichen Aktivität und die Normalisierung der gestörten epidermalen Proliferation und Differenzierung.

Bisher sind für Vitamin D_3 und seine Analoga wichtige pharmakologische Mechanismen sowohl bei der Entzündungshemmung als auch bei der Regulation von Proliferation und Differenzierung epidermaler Keratinozyten bekannt geworden. Grundlage für die Wirkung des Vitamins auf die verschiedenen Zellen ist die konstitutive oder durch Aktivierung

Einleitung

Netzwerk
aus
ortsständigen Zellen
(Keratinozyten, Langerhans-Zellen,
Mastzellen, Endothelzellen, Fibroblasten)
und
Infiltratzellen
(Monozyten, T-Zellen,
neutrophile Granulozyten)
und
aktivierenden/hemmenden Mediatoren
(Zytokine, Arachidonsäuremetabolite,
Komplementspaltprodukte)

Abb. 1: Psoriatische Gewebereaktion

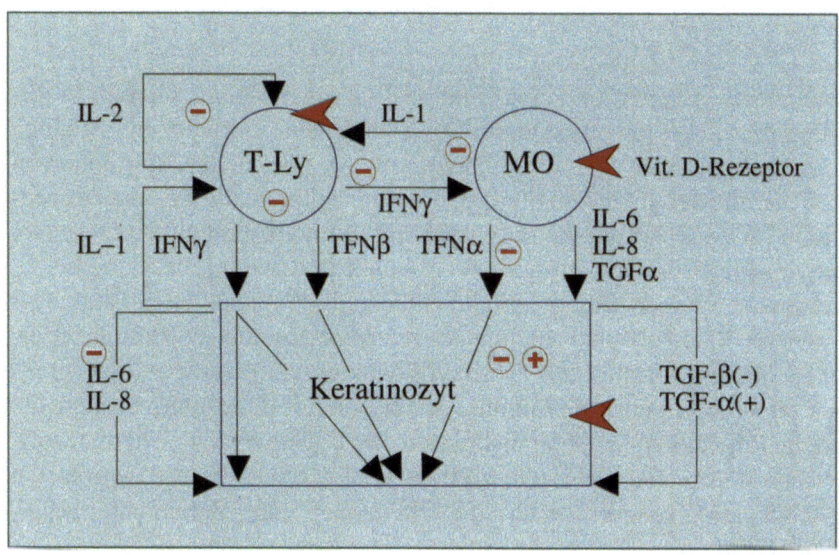

Abb. 2: Keratinozyten sind in ein komplexes Netzwerk von Mediatoren eingebettet.

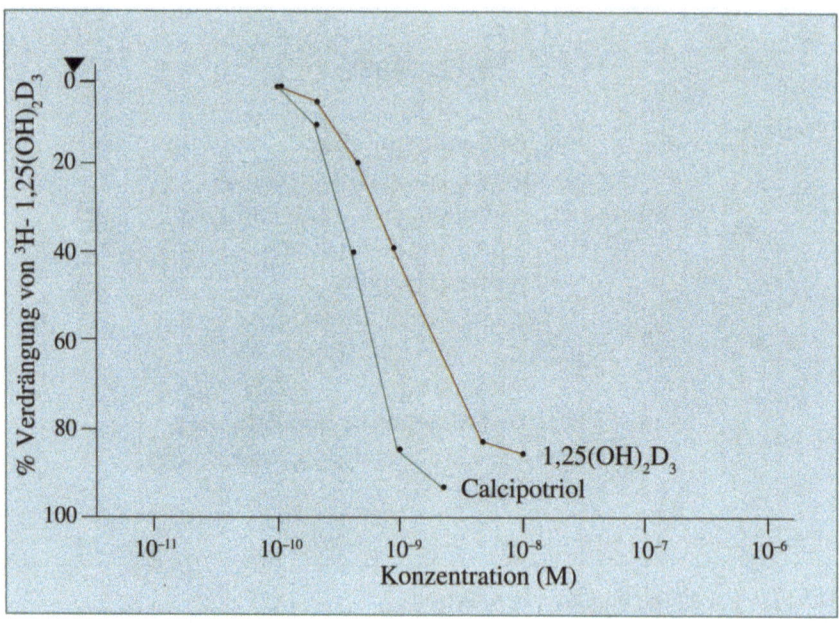

Abb. 3: Hohe Rezeptoraffinität für Vitamin D_3 und Calcipotriol

induzierte Expression eines intrazytoplasmatischen Vitamin-D-Rezeptors, an den sowohl Vitamin D_3 als auch seine Derivate und Analoga mit ähnlich hoher Affinität binden (Abb. 3). Dieser Rezeptor gehört in die Familie der nukleären Steroidhormonrezeptoren, die u.a. auch Rezeptoren für Glukokortikoide, Thyroxin und Retinoide umfaßt (Abb. 4). Der phylogenetisch hochkonservierte Vitamin-D-Rezeptor besitzt eine C-terminale Vitamin-Bindungsstelle und eine N-terminale DNS-Bindungsdomäne. Eine Phosphorylierung des Rezeptor-Vitamin-D-Komplexes erhöht dessen Affinität zur Desoxyribonukleinsäure (DNS). Dort greift dieser Komplex über die Bindung an ein „vitamin-D-responsive element" in die Regulation der Gentranskription ein. Dabei werden nicht nur Stoffwechselleistungen der Zelle, z.B. im Hinblick auf die Produktion von Mediatoren, sondern auch die Steuerung der Zellteilung beeinflußt (Abb. 5).

Es konnte gezeigt werden, daß die Expression des Vitamin-D-Rezeptors in einer Psoriasisplaque gegenüber der normalen Haut wesentlich gestei-

Vitamin-D-Rezeptorprotein

Mol.Gew. 50 - 60 kD
Phylogenetisch konserviert
C-terminale Hormonbindungsdomäne
N-terminale DNA-Bindungsdomäne

Familie der nukleären Steroidhormonrezeptoren
(z.B. Östrogen, Gestagen,
Glukokortikoide, Mineralokortikoide,
Thyroxin, aromatische Retinoide)

Abb. 4: Vitamin D und Analoga: Molekulare Wirkung III

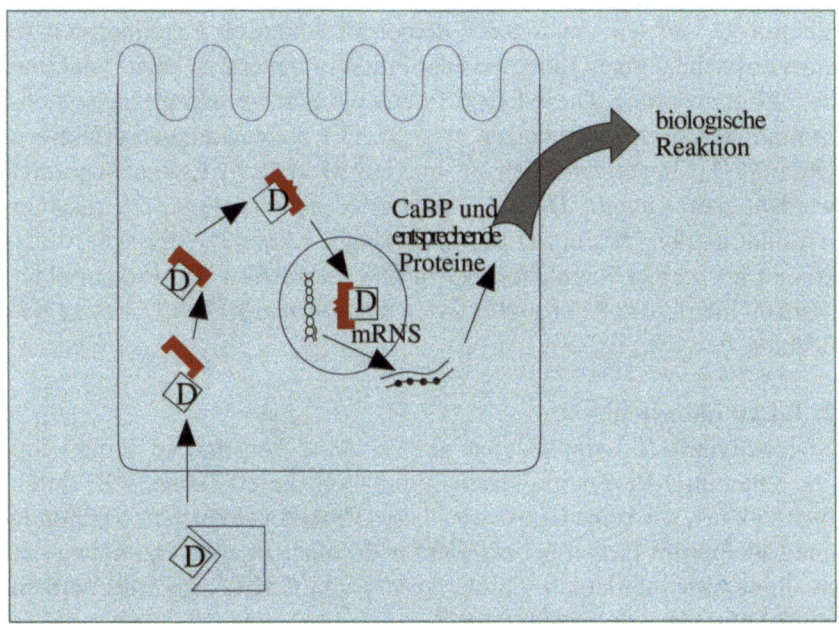

Abb. 5: Vorstellung zur Wirkung von Vitamin D_3 in der Zelle. Nach Einschleusung in das Zytoplasma kommt es zur Bildung eines Komplexes von Vitamin D_3 mit einem Bindeprotein. Nach Phosphorylierung kann dieser Komplex in den Kern gelangen. Dort erfolgt die Bindung an die DNS.

gert ist. Dabei weisen nicht nur die epidermalen Keratinozyten, sondern auch epidermale und perivaskuläre T-Lymphozyten und Makrophagen vermehrt den Vitamin-D-Rezeptor auf. Aus diesen Beobachtungen ergeben sich pharmakologische Ansatzpunkte für die antipsoriatische Wirkung von Vitamin D.

Im folgenden soll kurz auf die Effekte von Vitamin D_3 und seiner Analoga auf die an der psoriatischen Gewebereaktion beteiligten Zellen eingegangen werden.

Effekte von Vitamin D und seiner Analoga auf Zellen der Haut und des Immunsystems

1. Keratinozyten:

Vitamin D_3 und sein Analogon Calcipotriol führen bei Keratinozyten zu einer dosisabhängigen Hemmung der Proliferation und zu einer Induktion der Differenzierung. Diese Effekte werden schon bei sehr geringen Konzentrationen dieser Substanzen erreicht. Die halbmaximalen effektiven Dosen (ED_{50}) liegen zwischen 10^{-8} und 10^{-9} M (Abb. 6). Es konnte gezeigt werden, daß Vitamin D_3 und Calcipotriol dabei mit nahezu gleicher Affinität an den Vitamin-D-Rezeptor binden (Abb. 3). Möglicherweise kommt auch einer Regulation der mRNS-Expression und Proteinsekretion von Interleukin 8 in Keratinozyten durch Vitamin D und Analoga Bedeutung zu.

2. T-Lymphozyten:

Nichtaktivierte T-Lymphozyten zeigen keine konstitutive Expression des Vitamin-D-Rezeptors. Nach Stimulation dieser Zellen, z.B. durch Interleukin 1, wird eine Expression dieses Rezeptors induziert. Vitamin D und Calcipotriol führen bei aktivierten T-Zellen zu einer Hemmung der Synthese von Interleukin 2, Interferon-γ und GM-CSF. Ferner wirken beide Substanzen antiproliferativ.

3. Monozyten/Makrophagen:

Die Behandlung dieser Zellen in vitro mit Vitamin D_3 oder Calcipotriol führt zu einer beschleunigten Reifung und Differenzierung, die sich u.a. in einer Erhöhung der Expression von HLA-DR und des Fc-Rezeptors

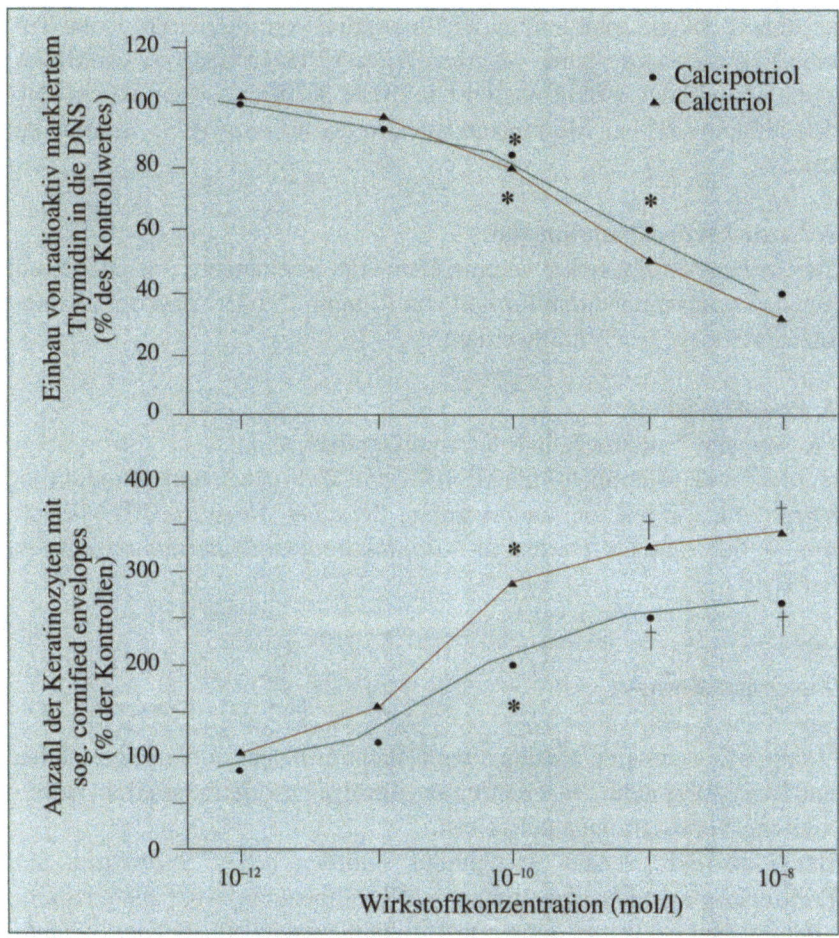

Abb. 6: Wirkung von Vitamin D_3 und Calcipotriol auf die Proliferation von Keratinozyten in vitro gemessen durch den Einbau von radioaktiv markiertem Thymidin (oberer Teil der Abbildung). Mit steigender Konzentration beider Wirkstoffe kommt es zu einer zunehmenden Hemmung der Proliferation.
Einfluß von Vitamin D_3 und Calcipotriol auf die Differenzierung von Keratinozyten in vitro durch Bestimmung der Anzahl sogenannter cornified envelopes (unterer Teil der Abbildung). Beide Wirkstoffe führen mit steigender Konzentration zu einer verstärkten Differenzierung der Keratinozyten.

ausdrückt. Durch Aktivierung der Produktion von Interleukin 1 und Tumor-Nekrose-Faktor kann Vitamin D_3 die Effektorfunktion von Monozyten stimulieren. Ältere wissenschaftliche Arbeiten weisen darauf hin, daß Vitamin D_3 bei Monozyten die Produktion von H_2O_2 stimulieren kann.

4. Neutrophile Granulozyten:
Die bisher vorliegenden vereinzelten Untersuchungen weisen darauf hin, daß neutrophile Granulozyten von Vitamin D_3 oder Analoga pharmakologisch nicht beeinflußt werden.

5. Endothelzellen:
Für humane Endothelzellen der Hautkapillaren konnte in vitro gezeigt werden, daß Vitamin D_3 die IL-1β- oder TNFα-induzierte Produktion von Interleukin 6 zu hemmen vermag. Bei einer Dosis von 10^{-6} M Vitamin D_3 ließ sich die Interleukin-6-Produktion jedoch nur um etwa 30 % hemmen.

Zusammenfassung

Vitamin D_3 und seine Analoga wie Calcipotriol sind in der Lage, Zellen und Mediatorsysteme zu beeinflussen, die in der psoriatischen Haut pathologische Veränderungen aufweisen.
Bemerkenswert ist die ausgeprägte Wirkung dieser Substanzen auf Proliferation und Differenzierung von Keratinozyten. Aber auch dem inhibitorischen Effekt auf aktivierte T-Lymphozyten kann bei der Behandlung der Psoriasis Bedeutung beigemessen werden. Die klinische Beobachtung, daß nach topischer Therapie der Psoriasis mit Calcipotriol Schuppung und Induration vollständig abklingen, jedoch zumeist ein Resterythem verbleibt, könnte auf eine bevorzugte Wirkung der Substanz auf die psoriatischen Keratinozyten hinweisen.

Diskussion

Moderation: Prof. Christophers

Fragen an Dr. Mrowietz und Dr. Ritz

Prof. Sönnichsen:
Ich habe eine Frage und eine Bemerkung, Herr Mrowietz. Ihre Forschungsgruppe der Universität Kiel beschäftigt sich ja bevorzugt mit der Initialphase der psoriatischen Reaktion und in diesem Zusammenhang mit den Mastzellen. Ist das unverändert so, und liegen Daten über die Beeinflussung der Mastzellen mit Vitamin D_3 vor? Das ist meine Frage. Meine Bemerkung: Sie haben die Neutrophilen etwas ausgeklammert. Wir haben sehr umfangreiche Untersuchungen durchgeführt. Wenn man die verschiedenen Infiltratzellen untersucht, T-, B-Lymphozyten usw., sind die Neutrophilen das einzige, was wirklich signifikant zurückgeht. Wir haben den alten, bekannten Marker, die Elastase, benutzt, weil das noch einmal ein klassischer Hinweis auf den antiinflammatorischen Effekt ist. Bemerkenswert ist, daß man en bloc diesen Effekt hat, aber in Einzelfällen keinen Rückgang findet. Das könnte z.b. Aufschluß darüber geben, ob es sich bei dem Patienten um einen sogenannten Non- bzw. Low-Responder handelt.

Dr. Mrowietz:
Die Mastzellen sind hier nach wie vor wichtig, gerade in der Initialphase. Aber genauso wie für die neutrophilen Granulozyten liegen sehr wenige in-vitro-Untersuchungen vor, und die sind sehr sporadisch mit dem 1,25-Dihydroxy-D_3 durchgeführt worden, aber nicht mit dem Calcipotriol, so daß ich also dieses bewußt ausgeklammert habe.

Prof. Sönnichsen:
Das ist nicht uninteressant. Ich habe vor Jahren in ganz anderem Kontext wegen des Pruritus bei Hyperparathyreoidismus dialysierter Patienten die Degranulation von Mastzellen untersucht und festgestellt, daß sie sehr potent durch Parathormon stimuliert wird.

Frage:
Ist eigentlich untersucht worden, wie der Rezeptorbestand der Plaques

oder der Läsionen bei Psoriasis ist? Ist der Rezeptor vermehrt exprimiert bzw. vermindert?

Dr. Mrowietz:
Bestimmt man in einer Psoriasis-Plaque den Gesamtgehalt an Vitamin-D-Rezeptoren, so ist er im Vergleich zur unbefallenen Haut erhöht. Unter der Therapie normalisiert sich die Expression. Welche Zellen hierzu besonders beitragen, ist meines Wissens nach nicht im einzelnen untersucht.

Frage:
Es wundert mich, daß das nicht untersucht wurde, zumal wir wissen, daß die Rezeptorexpression in hohem Maße vom Proliferations- und Differenzierungszustand der Zelle abhängt. Ich würde als wissenschaftlicher Außenseiter im Sinne der Bestandsaufnahme als erstes wissen wollen, wie und in welchem Umfang die Zelle überhaupt molekular antworten kann.

Dr. Mrowietz:
Daß die T-Zellen bei der Psoriasis aktiviert sind und man deshalb davon ausgehen kann, daß sie Vitamin-D-Rezeptoren exprimieren, wird praktisch indirekt über die Hemmung der Aktivierung gezeigt. Man kann also davon ausgehen, daß zumindest in diesem Zellkompartiment der Rezeptor exprimiert wird. Aber Ihre Anregung ist völlig richtig.

Prof. van de Kerkhof:
Es gibt sicher eine Studie, in der man mit einem Antikörper gearbeitet hat, allerdings kenne ich noch keine Studie, in der man die Expression mit Northern Blot oder in-situ-Hybridisierung bestimmt hat. Ich weiß, daß eine solche Studie bald durchgeführt wird. Betrachtet man es immunohistochemisch mit einem Antikörper, dann findet man vermehrt Vitamin-D_3-Rezeptorproteine. Wie es aber auf der Transkriptionsebene aussieht, das ist noch nicht bekannt.

Prof. Christophers:
Das würde sich auch gut in das Bild einfügen, daß fast alle Rezeptoren auf der Psoriasiszelle erhöht, also verstärkt exprimiert sind, mit nur wenigen Ausnahmen.

Wirkung von Vitamin D_3 und Analoga bei verschiedenen dermatologischen Indikationen

P.C.M. van de Kerkhof

In den 30er Jahren gab es in der Dermatologie bereits erste therapeutische Versuche mit der systemischen Gabe von Vitamin-D-Analoga [1]. Allerdings wurde aufgrund der Kalzifizierungsgefahr durch diese Präparate bald wieder Abstand vom therapeutischen Einsatz Vitamin-D-haltiger Zubereitungen in der Dermatologie genommen. Ein Wiederaufgreifen dieser Idee erfolgte durch eine zufällige Beobachtung zweier japanischer Kollegen, die einem an Osteoporose leidenden Patienten $1\alpha(OH)D_3$ verabreichten und feststellten, daß die gleichzeitig bestehende Psoriasis vulgaris unter der Therapie abheilte [2].

Hier sollen drei Vitamin-D_3-Analoga betrachtet werden: Calcitriol, Calcipotriol und Tacalcitol. Calcitriol ($1\alpha,25(OH)_2D_3$) ist das natürliche Vitamin D_3. Calcipotriol unterscheidet sich durch eine Doppelbindung in Position 22/23, eine Hydroxylgruppe in Position 24 und einen Cyclopropylrest in Position 25. Tacalcitol ($1\alpha,24(OH)_2D_3$) hat lediglich eine Hydroxylgruppe an Position 24 (Abb. 1, 2). Es soll versucht werden, pharmakologische und klinische Aspekte für diese Analoga bei verschiedenen dermatologischen Indikationen darzustellen.

Zuerst möchte ich einige in-vitro-Studien vorstellen, die von Dr. Lise Binderup, Dr. Matsunge und Mitarbeitern durchgeführt wurden.

Calcipotriol bindet mit gleicher Affinität an den Vitamin-D_3-Rezeptor wie Calcitriol, während Tacalcitol mit gleicher bis etwas stärkerer Affinität bindet.

Ein Problem der Behandlung mit Vitamin-D_3-Analoga ist die Beeinflussung des systemischen Calciumhaushaltes. Ich möchte Ihnen einige Untersuchungen vorstellen, die von Dr. Binderup durchgeführt worden sind [3, 4].

Sieben Tage lang wurden Ratten oral verschiedene Dosen Calcipotriol bzw. 0,5 µg/kg Körpergewicht Calcitriol verabreicht. 0,5 µg/kg Körpergewicht Calcitriol erhöhten den Serum-Calciumspiegel deutlich stärker,

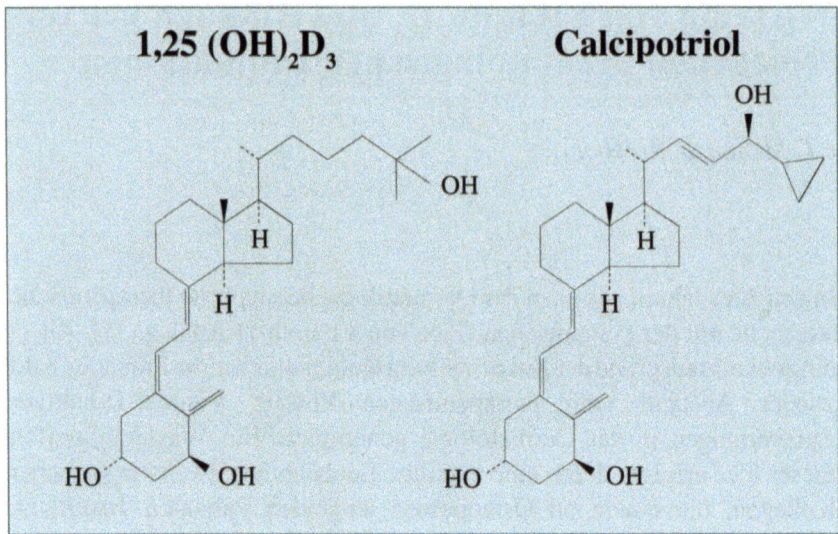

Abb. 1: Struktur von Calcitriol (Vitamin D_3) und Calcipotriol

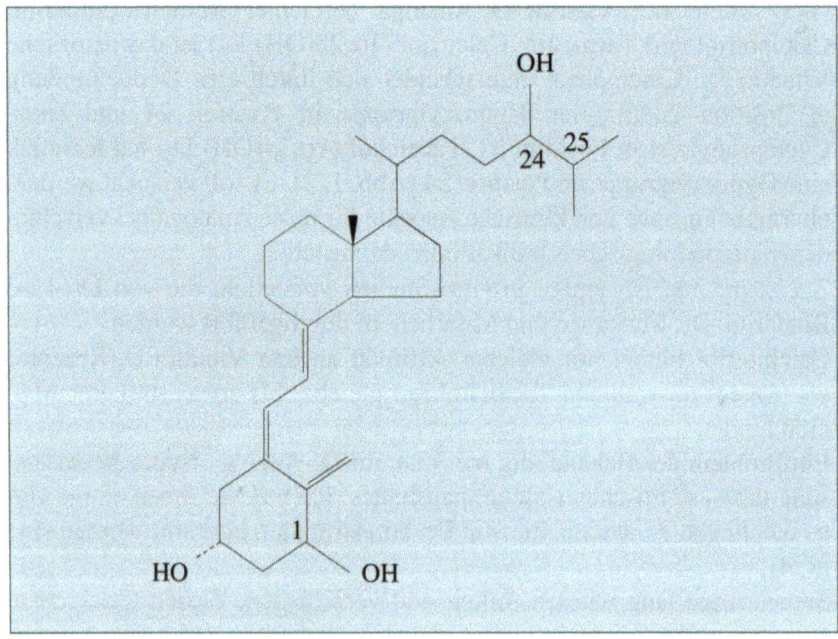

Abb. 2: Struktur von Tacalcitol

als dies für die Verabreichung von 100 µg/kg Calcipotriol der Fall war. Das gleiche gilt für die urinäre Calciumausscheidung, einem sehr empfindlichen Parameter für die Beeinflussung des systemischen Calciumhaushaltes. Calcipotriol beeinflußt den systemischen Calciumhaushalt im Tierexperiment also um den Faktor 100 bis 200 geringer als Calcitriol (Abb. 3, 4).

Die Ursache für diese Differenz könnte in der unterschiedlichen Eliminationsgeschwindigkeit der beiden Substanzen liegen; die Konzentration von Calcitriol im Serum der Ratte nach intravenöser Gabe von 10 µg/kg Körpergewicht war über einen Zeitraum von 120 Minuten nach Applikation auf einem sehr hohen Niveau nachweisbar. Danach fand ein langsamer Abfall statt. Calcipotriol ist nur bis zu 30 Minuten nach der Applikation nachweisbar. Die maximale Konzentration von Calcipotriol nach Gabe der gleichen Dosis betrug ca. die Hälfte der für Calcitriol gemessenen Konzentration im Serum (Abb. 5). Warum ist dies so? Calcipotriol wird, wie in Leberhomogenaten festgestellt werden konnte, oxidativ sehr schnell zu inaktiven Metaboliten abgebaut. MC 1046 und

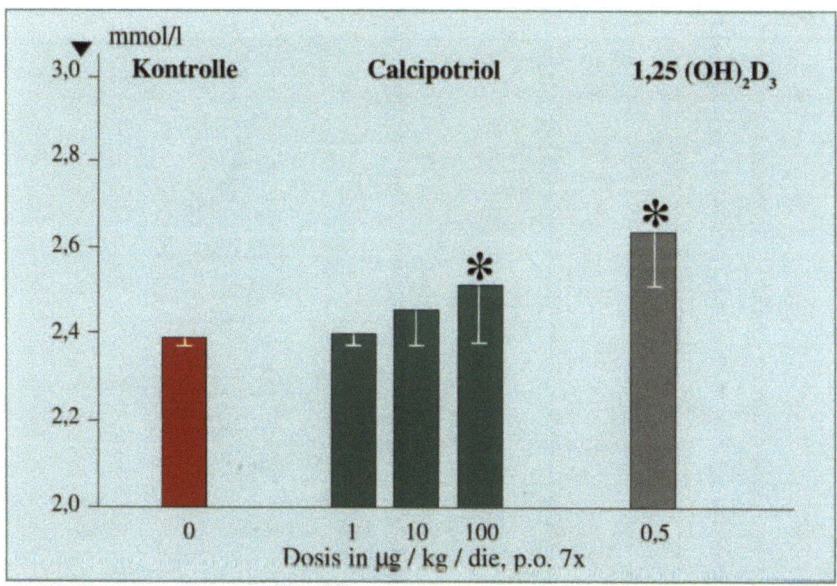

Abb. 3: Calcium im Serum nach systematischer Zugabe von Calcipotriol und $1{,}25(OH)_2D_3$

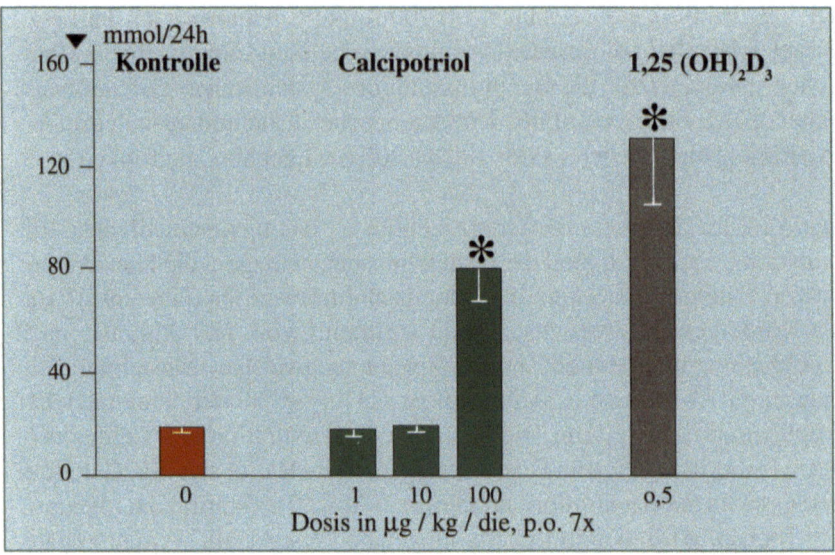

Abb. 4: Calcium im Urin nach systematischer Zugabe von Calcipotriol und 1,25(OH)$_2$D$_3$

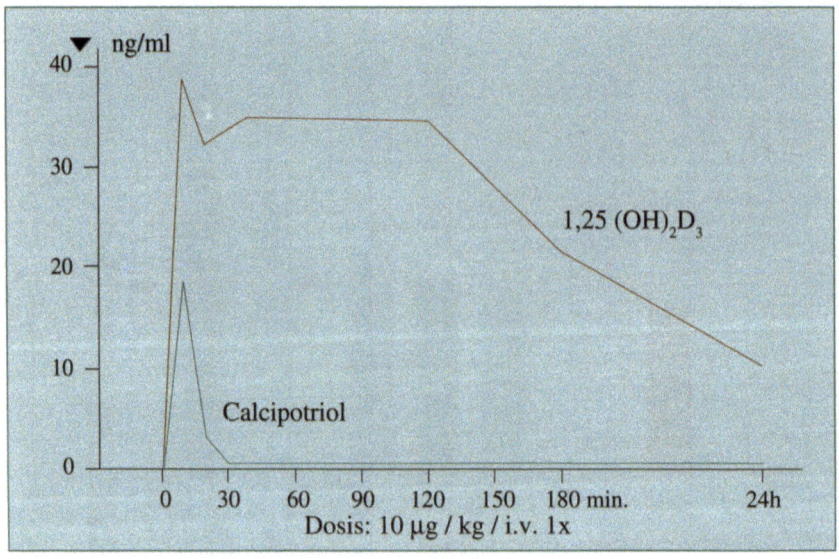

Abb. 5: Konzentration im Serum der Ratte nach systematischer Zugabe von Calcipotriol und 1,25(OH)$_2$D$_3$

MC 1080 sind biologisch nahezu inaktiv. Ein weiterer Grund könnte die geringe Bindungskapazität von Calcipotriol an Vitamin-D_3-bindende Proteine sein.
2,5 µg/kg Körpergewicht Calcitriol induzierten im Vergleich zur Placebo-Injektion eine Hyperkalzämie. Diese Forschungen sind von der Teijin Research Gruppe in Japan durchgeführt worden [5].Der Vergleich der Calciumspiegel zeigt nach Gabe von 2,5 µg/kg Körpergewicht Tacalcitol wesentlich niedrigere Konzentrationen als nach Gabe von 2,5 µg/kg Körpergewicht Calcitriol. Deshalb sind Calcipotriol und auch Tacalcitol bei systemischer Verfügbarkeit weniger calciotrop. Vergleichsstudien zwischen Calcipotriol und Tacalcitol liegen bis heute leider noch nicht vor.

Vitamin D_3 und Analoga bei Psoriasis

Inflammationsvorgänge, epidermale Hyperproliferation und abnorme Differenzierung sind die klassischen Komponenten der Pathogenese der Psoriasis. Calcitriol, Calcipotriol und Tacalcitol inhibieren bzw. normalisieren genau diese Phänomene in in-vitro-Modellen.
Dr. Mrowietz informierte bereits darüber.
Die in in-vitro-Systemen ermittelten Daten der Vitamin-D_3-Analoga sind gesichert und für das Verständnis der Wirkungsweise hilfreich. Grundsätzlich sollte jedoch die Wirkungsweise eines Pharmakons in einem komplexen in-vivo-System überprüft werden, um die Relevanz der in-vitro-Daten für die therapeutische Wirkung bei der Psoriasis in vivo festzustellen.
Wir haben beobachtet, daß eine Behandlung der psoriatischen Plaques mit 50 µg Calcipotriol/g Salbe die gesteigerte epidermale Proliferation und die abnorme Keratinisierung verbessert. Inflammatorische Prozesse werden inhibiert [6].
Schon nach einer Woche Behandlung ist eine verminderte Akkumulation der Granulozyten festzustellen. Die „Aufforderung zum Tanz" dieser Zellen wird durch Calcipotriol quasi unterbunden. Eine geringfügige Verminderung der T-Lymphozyten fanden wir nach vierwöchiger Behandlung. Die Zahl der Langerhans-Zellen und der Monozyten blieb während der Therapie unverändert.
In der Epidermis erfolgt innerhalb von zwei Wochen eine deutliche

Reduktion der proliferierenden Zellen. Nach 4 - 12 Wochen ist die suprabasale Expression von Keratin 16 reduziert.
Eine Quantifizierung dieser Ergebnisse anhand durchflußzytometrischer Analysen des epidermalen Vorganges zeigte eine substantielle Besserung der Proliferations- und Differenzierungsphänomene während der Behandlung mit Calcipotriol [7]. Die Desoxyribonukleinsäure(DNS)-Synthese der Zellen wird nach sechswöchiger Behandlung erheblich reduziert, eine völlige Normalisierung wurde jedoch nicht erreicht. Dieser Effekt ist bei der Behandlung mit Calcipotriol ähnlich oder etwas deutlicher ausgeprägt als bei der Therapie mit Betamethason.
Diese in-vivo-Studien zeigen, daß Calcipotriol schon in den ersten zwei Wochen in der psoriatischen Plaque eine Reduktion der Granulozyteninfiltration bewirkt und die bei der Psoriasis vorhandene Hyperproliferation epidermaler Zellen reduziert.
Diese Studien demonstrieren, daß durch Calcipotriol eine substantielle Besserung erreicht wird, wenngleich man nicht von einer Heilung im zellbiologischen Sinne sprechen kann.
Zur Modulation dieser in-vivo-Phänomene während der Behandlung mit Calcitriol und Tacalcitol kann festgestellt werden, daß bei der Behandlung mit Calcitriol 3 µg/g Vaseline (zweitägig) und der Behandlung mit Tacalcitol 4 µg/g Salbe (einmal pro Tag) wesentliche klinische Besserungen und eine Reduktion der abnorm gesteigerten zellbiologischen Vorgänge in den verschiedenen Kompartimenten der Haut gefunden wurden (Abb. 6) [8, 9].

	Calcipotriol 50 µg/g	Calcitriol 3 µg/g	Tacalcitol 4 µg/g
Ki-67	+	+	+
K16	±	ns	+
Involucrin	ns	+	+
Filaggrin	ns	+	+
PMN-Akkumulation	+	+	+
T-Zellen-Akkumulation	±	+	+
WT14-Akkumulation	−	ns	+
OKT6-Akkumulation	−	ns	−

Abb. 6: In-vivo-Wirkungen von Calcipotriol, Calcitriol und Tacalcitol

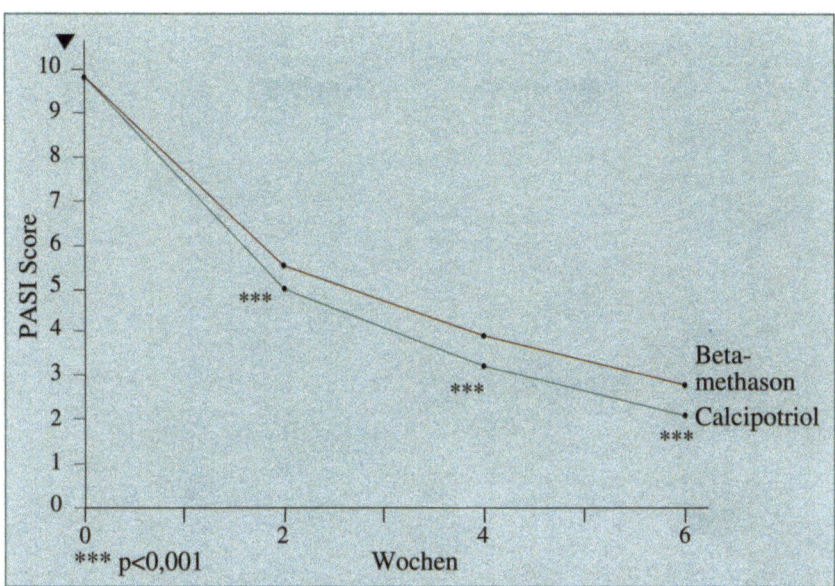

Abb. 7: Reduktion in PASI-Punktewerten mit Calcipotriol und Betamethason

Interessanterweise zeigte sich eine erhebliche Reduktion der Akkumulation der T-Lymphozyten und der Monozyten während der Tacalcitol-Behandlung, im Gegensatz zu den in dieser Hinsicht geringfügigen Änderungen während der Calcipotriol-Behandlung.
Die klinischen Resultate der Calcipotriol-Monotherapie bei Psoriasis sind bekannt [10]. Bei 80 % der Patienten hat man ein befriedigendes Ergebnis. In placebokontrollierten multizentrischen Untersuchungen wurde die Effektivität gezeigt. In Links-rechts- und Parallelgruppenstudien wurde festgestellt, daß Calcipotriol eine gleiche oder etwas höhere antipsoriatische Aktivität besitzt als Betamethason (Abb. 7). Desgleichen wurde eine bessere Wirksamkeit im Vergleich zur ambulanten Behandlung mit Dithranol nachgewiesen. Bei einer Langzeitstudie (12 Monate) wurde gezeigt, daß es keine Hinweise für eine Tachyphylaxie wie bei topischen Kortikosteroiden gibt (Abb. 8). Die Parameter für den Calciummetabolismus waren während all dieser Prüfungen normal. In bis zu 20 % der Fälle traten leichte bis mittelgradige Irritationsreaktionen unter der Behandlung mit Calcipotriol auf.

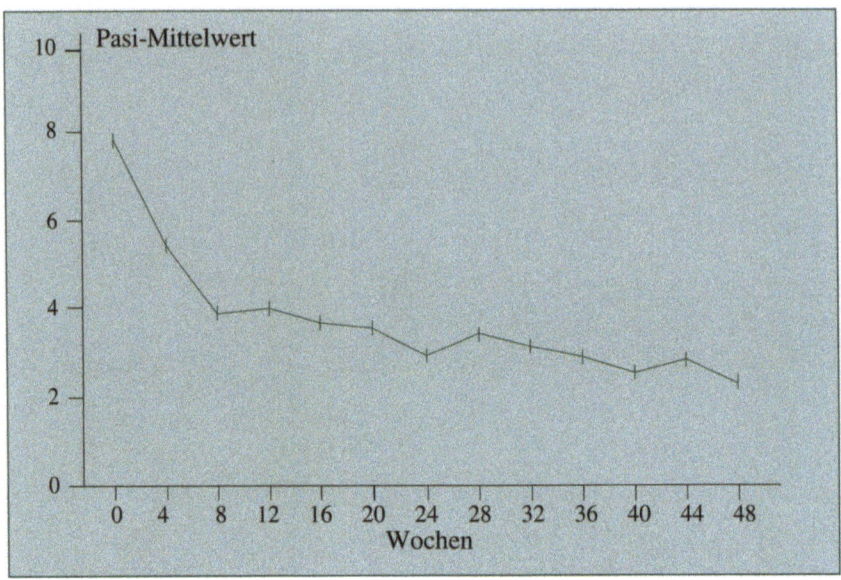

Abb. 8: PASI während der Behandlung mit Calcipotriol

Noch relativ wenige Daten sind hinsichtlich der Behandlung mit Calcitriol vorhanden. In einer ersten Studie mit Calcitriol 2 µg/g konnten wir keinen Effekt sehen. Langner und Mitarbeiter wiesen eine signifikante Besserung mit Calcitriol 3 µg/g Vaseline nach.
Tacalcitol 2 µg/g zweimal pro Tag appliziert zeigt eine deutliche Effektivität bei der Behandlung der Psoriasis. Die Teijin Research Gruppe in Japan fand ein befriedigendes Resultat bei mehr als 75 % der Patienten. Dieselbe Gruppe hat auch gezeigt, daß Tacalcitol im Vergleich zu Betamethason gleichwertig oder etwas wirksamer ist. In unserem Klinikum konnten wir die Wirksamkeit von Tacalcitol (4 µg/g einmal pro Tag) in einer placebokontrollierten Studie bestätigen. Interessanterweise waren Irritationen während dieser Behandlung kein wesentliches Problem. Mir sind keine Änderungen des Calciumstoffwechsels während der Behandlung mit 2 - 4 µg/g Tacalcitol-Salbe bekannt. Weitere Forschungen sind jedoch notwendig, um die Position des Tacalcitols bestimmen zu können. In dieser Hinsicht sind auch Vergleichsstudien zwischen verschiedenen Vitamin-D_3-Analoga erforderlich.

Für unsere Patienten heute kann man sagen, daß Calcipotriol einen wesentlichen Fortschritt darstellt. Calcitriol und Tacalcitol sind Präparate, die zur Zeit in klinischen Studien geprüft werden. Für die Zukunft kann man spekulieren, daß vorklinische und klinische Forschungen neue Präparate entwickeln werden, die noch wirksamer und weniger irritierend sind. Ist Calcipotriol nur bei der Behandlung der Psoriasis wirksam, oder gibt es noch andere Indikationen?

Wie ich bereits auf dem zweiten Internationalen Calcipotriol-Symposium in diesem Jahr in Monte Carlo ausgeführt habe, ist Calcipotriol auch bei einigen anderen Dermatosen wirksam, die durch eine abnorme Hyperproliferation der Epidermis, Keratinisierungsstörungen und Entzündung gekennzeichnet sind. Wir haben in Zusammenarbeit mit der Hautklinik in Aarhus und Odense eine Multicenter-Studie bei Patienten mit Ichthyosis vulgaris, Ichthyosis X-chromosomal-rezessive, Morbus Darier, Keratoderma, Keratosis pilaris und kongenitaler Ichthyosis durchgeführt. Bei vielen Patienten mit Morbus Darier induzierte Calcipotriol 50 µg/g Salbe Irritationen und Exazerbationen. Bei Patienten mit Keratosis pilaris und palmoplantarem Keratoderm wurde keine wesentliche Besserung beobachtet. Bei einem Teil der Patienten mit Ichthyosis vulgaris und X-linked Ichthyosis wurde eine wesentliche Besserung festgestellt. Bei Patienten mit verschiedenen Formen von kongenitalen Ichthyosen konnte eine starke Besserung verzeichnet werden (Abb. 9).

	positive Wirkung	keine Wirkung	Verschlechterung
Ichthyosis vulgaris	+		
X-chromosomal-rezessive Ichthyosis	+		
Darier-Krankheit			++
Keratoderma		+	
Keratosis pilaris		+	
Ichthyosis congenita	++		

Abb. 9: Calcipotriol bei Verhornungsstörungen

Aufgrund dieser Studie kann man schlußfolgern, daß Calcipotriol nicht nur bei Psoriasis, sondern auch bei anderen Dermatosen wirksam ist. In den nächsten Jahren werden Vitamin-D_3-Analoga wahrscheinlich nicht nur bei Psoriasis eingesetzt, sondern in der Dermatotherapie breitere Anwendung finden.

Literatur

1. REED CI, STRUCK HC, STECK IE. Other therapeutic applications of vitamin D. In: REED CI, STRUCK HC, STECK IE (eds.). Vitamin D chemistry, physiology, pharmacology, pathology, experimental and clinical investigations. The University of Chicago: Chicago 1939; 312-313.
2. MORIMOTO S, KUMAHARA Y. Patient with psoriasis cured by 1α-hydroxyvitamin D_3. Med J Osaka Univ 1985; 35: 51.
3. BINDERUP L, KRAGBALLE K. Origin of the use of Calcipotriol in psoriasis treatment. Rev Contemp Pharmacother 1992; 3: 357-365.
4. KISSMEIJER AM, BINDERUP L. Calcipotriol (MC 903) Pharmacokinetics in rats and biological activities of metabolites: A comparative study with 1,25-$(OH)_2$-D_3. Biochem Pharmacol 1991; 41: 1601-1606.
5. MATSUNAGA T, YAMAMOTO M, MIMURA H, OKTA T, KIYOKI M, OHBA T, NARUCHI T, HOSOI J, KUROKI T. 1,24-(R)-Dihydroxyvitamin D_3, a novel active form of vitamin D_3 with high activity for inducing epidermal differentiation but decreased hypercalcemic activity. J Dermatol 1990; 17: 135-142.
6. JONG DE EMGJ, VAN DE KERKHOF PCM. Simultaneous assessment of inflammation and epidermal proliferation in psoriatic plaques during long term treatment with vitamin D_3 analogue MC 903: Modulations and interrelations. Br J Dermatol 1991; 124: 221-229.
7. MARE DE S, DE JONG EMGJ, VAN DE KERKHOF PCM. DNA content and K_s 8.12 binding of the psoriatic lesion during treatment with the vitamin D_3 analogue MC 903 and betamethasone. Br J Dermatol 1990; 123: 291-295.
8. GERRITSEN MJP, BOEZEMAN JBM, VAN VLIJMEN-WILLEMS IMJJ, VAN DE KERKHOF PCM. The effect of Tacalcitol (1,24-$(OH)1_2$-D_3) on cutaneous inflammation, epidermal proliferation and keratinization in psoriasis, a placebo controlled, double blind study. Br J Dermatol, in Vorbereitung.
9. GERRITSEN MJP, RULO HFC, VAN VLIJMEN-WILLEMS IMJJ, VAN DE KERKHOF PCM. Topical treatment with 1α,25 dihydroxycholecalciferol: A cell biological study. Br J Dermatol 1993; 128: 666-673.
10. KERKHOF VAN DE PCM. Vitamin D_3 und Analoga in der Dermatologie. Zeitschrift für Haut- und Geschlechtskrankheiten, in Druck.

Diskussion

Moderation: Prof. Christophers

Fragen an Prof. van de Kerkhof

Prof. Christophers:
Sie haben eine Langzeitstudie mit erstaunlich hoher Nebenwirkungsrate erwähnt. Worauf ist das zurückzuführen?

Prof. van de Kerkhof:
Ja, das stimmt, 25 % Irritationen. Ich denke, wenn man die Patienten lange Zeit behandelt, dann liegt der Prozentsatz der Nebenwirkungen etwas höher als bei achtwöchiger Behandlung.

Prof. Christophers:
Wenn man den Patienten genau fragt: Irritiert das oder juckt das, dann ist dieser schon eher geneigt, mal ja zu sagen. Haben Sie auch diese Erfahrung gemacht?

Prof. van de Kerkhof:
Besonders in den ersten klinischen Prüfungen war man gehalten, genau nachzufragen. Wichtig in diesem Zusammenhang ist die Beobachtung, wie viele Patienten tatsächlich die Behandlung wegen der Irritation abbrechen. Meine Erfahrung ist, daß Irritationen recht gut auf ein mildes Kortikosteroid, z.B. Hydrokortisonacetat, ansprechen oder während einer kurzen Therapiepause wieder verschwinden.

Frage:
Sie haben sich über Auswirkungen auf die Akanthose und auf das mononukleäre granulozytäre Infiltrat geäußert. Haben Sie auch Veränderungen an den Gefäßen beobachtet oder Aktivitätszeichen der Gefäße, der Endothelzellen unter Calcipotriol?

Prof. van de Kerkhof:
Es wäre sicher sehr interessant, diese Frage in diese Studie aufzunehmen.

Wir haben keinen Endothelmarker genommen, so daß ich hierzu leider nicht antworten kann.

Kommentar:
Vielleicht kann ich etwas ergänzen. Wir haben diesen Einfluß im Vergleich zu Cignolin untersucht. Die Endothelmarker gingen unter Calcipotriol nicht zurück, wohingegen das Infiltrat sehr gut zurückging, während Cignolin genau die umgekehrten Effekte hatte, d.h. die Endothelzellen verloren diese Adhäsionsmarker, während das mononukleäre granulozytäre Infiltrat noch ausgeprägt nachweisbar war.

Prof. van de Kerkhof:
Das ist sehr interessant.

Prof. Christophers:
Haben Sie eine Behandlung der trockenen Darier-Läsionen durchgeführt, und welche Ergebnisse konnten Sie beobachten?

Prof. van de Kerkhof:
Es waren sicher Patienten dabei, deren Darier-Läsionen ganz trocken waren. Bei diesen Patienten stellten wir Verschlimmerungen und Irritationen fest.

Prof. Christophers:
Das zeigt doch im Grunde, wie heterogen diese Keranisationserkrankungen sind. Problematisch ist der Effekt eigentlich bei der Ichthyosis-Gruppe. Wie effektiv war in dieser Gruppe denn Placebo? Und war denn Placebo die gleiche Grundlage?

Prof. van de Kerkhof:
Placebo war die gleiche Grundlage. Betrachtet man den Gesamtscore, so zeigte sich unter Placebo auch ein gewisser therapeutischer Effekt.

Vitamin D_3 und Analoga in der Kombinationstherapie bei Psoriasis

R. Stadler

Ich darf Sie nach den wissenschaftlichen Basisausführungen in den Bereich der praktischen Anwendung des Vitamins D_3 zurückführen: Keine Erkrankung in der Dermatologie spiegelt die moderne Entwicklung der Dermato-Pharmakologie so wider wie die Psoriasis. Niemals zuvor haben wir über mehr therapeutische Möglichkeiten bei der Behandlung der Psoriasis verfügt als zum jetzigen Zeitpunkt. Wir verfügen über eine Fülle von Möglichkeiten, unterschiedliche Wirkprinzipien miteinander zu verbinden.

An dem Vitamin D_3 kann gezeigt werden, daß aus einem in-vitro-Prinzip ein in-vivo-Prinzip in der Funktionalität und im Einsatz des Vitamins

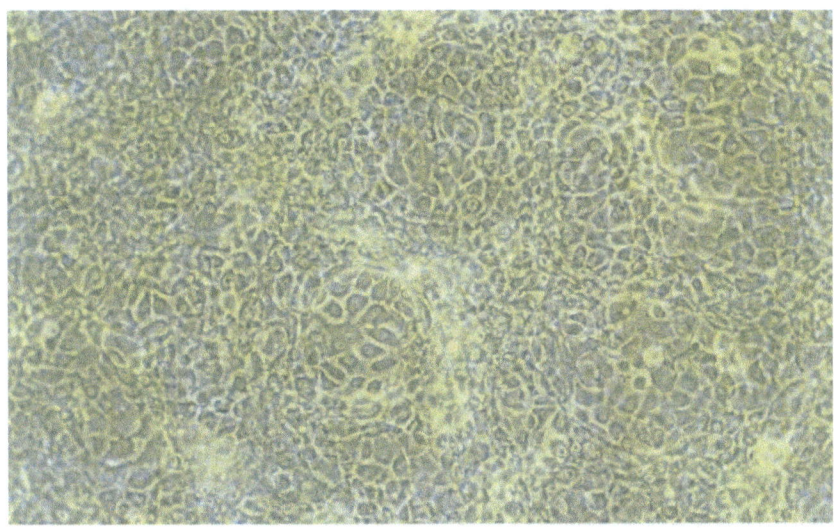

Abb. 1: Keratinozytenkulturen in vitro. Fehlende Ausbildung von Desmosomen unter niedriger 0,01 M Calciumkonzentration im Serum

geworden ist. Abb. 1 zeigt Zellen, die nicht differenzieren. Sie haben weite Interzellularräume und bilden keine Desmosomen aus. Wenn dagegen der Calciumspiegel angehoben wird, führt das zu einem Proliferationsstop; wir induzieren damit eine Differenzierung, eine Schichtung, und die desmosomalen Kontakte werden ausgebildet. Dieses Grundprinzip, und das ist das Erstaunliche, wirkt auch bei der Behandlung der Psoriasis, einer hyperproliferativen Dermatose.

Ich möchte Ihnen noch einmal die jüngsten Entwicklungen, die sich in wenigen Jahren vollzogen haben, in Erinnerung rufen und darstellen. Herr Kragballe, der Protagonist auf dem Gebiet der Vitamin-D_3-Forschung, konnte zeigen, daß 50 µg Calcipotriol/g Salbe die effektivste Dosis zur Behandlung der Psoriasis ist. Auf dieser Erkenntnis bauten alle weiteren durchgeführten Studien auf. Calcipotriol ist gegenüber Placebo, topischen Kortikosteroiden und unserer bisherigen Standardtherapie, dem Dithranol, in seiner Wirksamkeit geprüft worden. Ferner wurden Studien zur Langzeitanwendung und zur Kombinationstherapie durchgeführt.

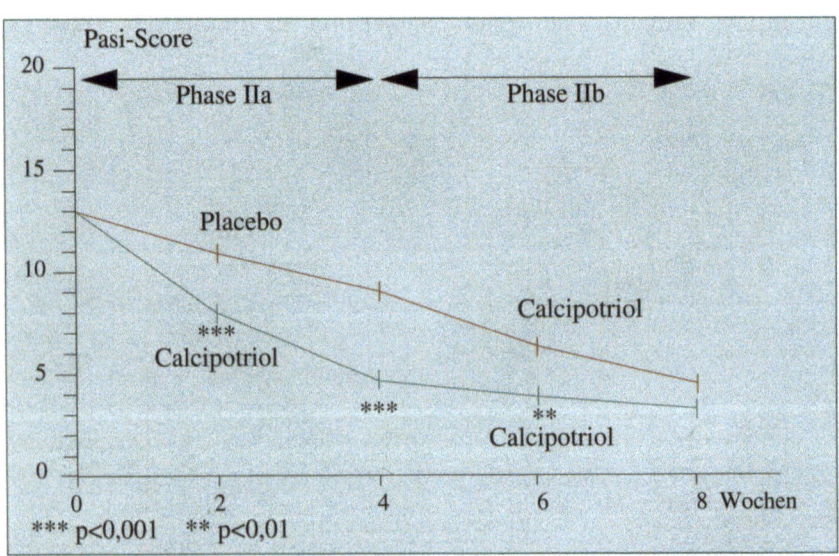

Abb. 2: Die Reduktion des PASI-Scores bei mit Calcipotriol behandelten Patienten im Vergleich zu Placebo (Phase IIa) und die Behandlung mit Calcipotriol (8 Wochen) im Vergleich zu vierwöchiger Calcipotriol-Therapie (Phase IIb). Dargestellt sind Mittelwerte.

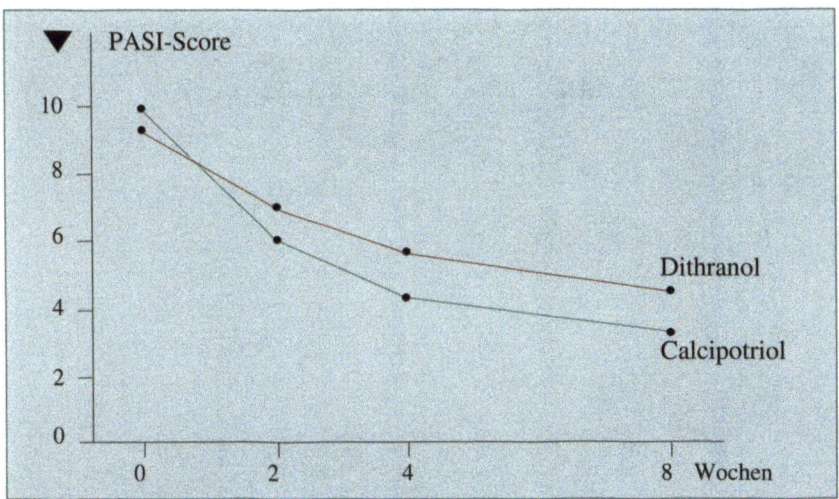

Abb. 3: Reduktion des PASI-Scores während einer achtwöchigen Therapiephase mit Calciportiol bzw. Dithranol im Gruppenvergleich. Dargestellt sind Mittelwerte.

Zuerst wurde bei 66 Patienten die Wirksamkeit von Calcipotriol im Vergleich zu Placebo geprüft. Die Patienten konnten nach vier Wochen frei entscheiden, in welcher Gruppe sie weiter behandelt werden wollten. 55 Patienten entschieden sich für eine Behandlung mit dem Verum (Abb. 2). Das Ergebnis dieser Studie zeigt eine deutliche Reduktion des Psoriasis-Schweregradindexes unter der Behandlung mit Calcipotriol und eine schnelle Angleichung der Patienten, die nur vier Wochen mit Calcipotriol behandelt wurden.

Desweiteren wurde Calcipotriol in seiner Wirksamkeit mit Betamethasonvalerat (0,1 %), einem potenten fluorierten Kortikoid, verglichen, zunächst im Halbseitenvergleich, später im Parallelgruppenvergleich. In beiden Studien konnten statistisch signifikante Reduktionen der PASI-Ausgangswerte unter Calcipotriol und unter Betamethasonvalerat beobachtet werden, wobei die Werte für Calcipotriol etwas günstiger waren.

Auch mit Dithranol ist Calcipotriol hinsichtlich seiner therapeutischen Wirksamkeit vergleichbar. Dies konnte in einer großen multizentrischen Studie bei 478 Patienten nachgewiesen werden, in der eine Dithranol-

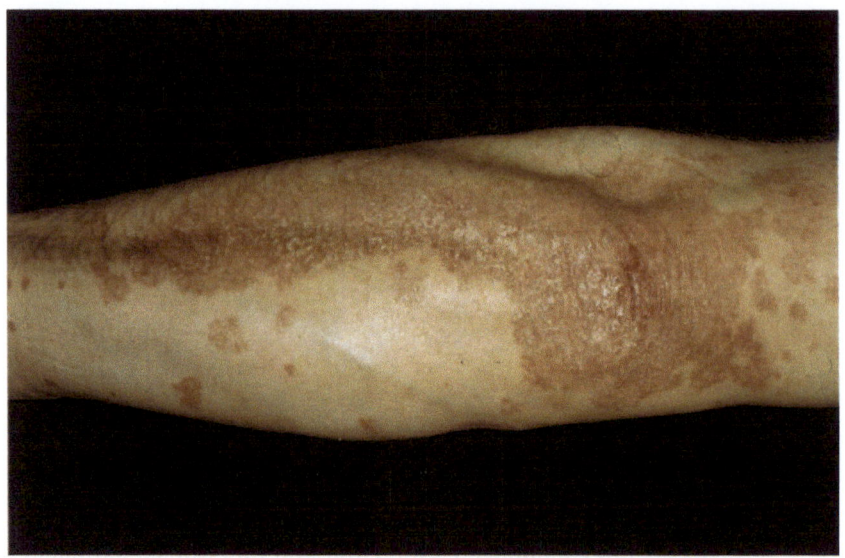

Abb. 4: Typische psoriatische Plaque vor Calcipotriol-Therapie

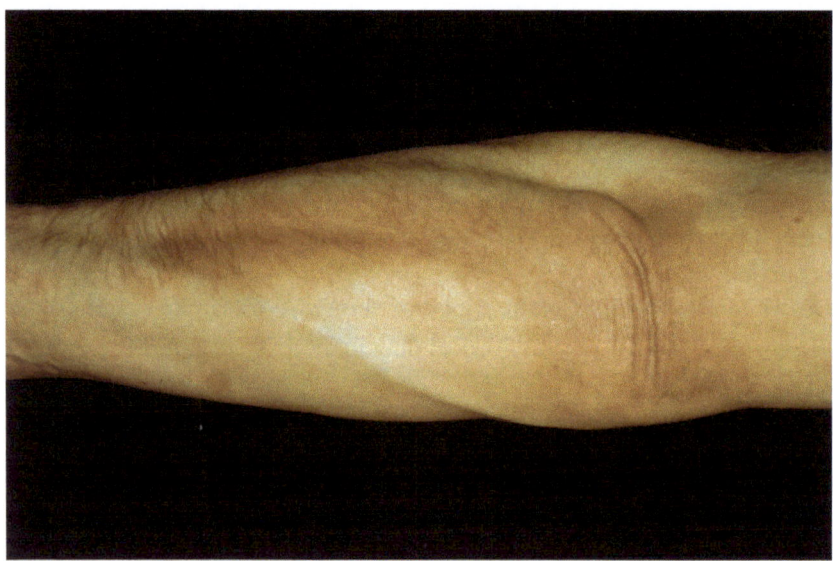

Abb. 5: Therapieergebnis nach vierwöchiger Lokaltherapie mit Calcipotriol

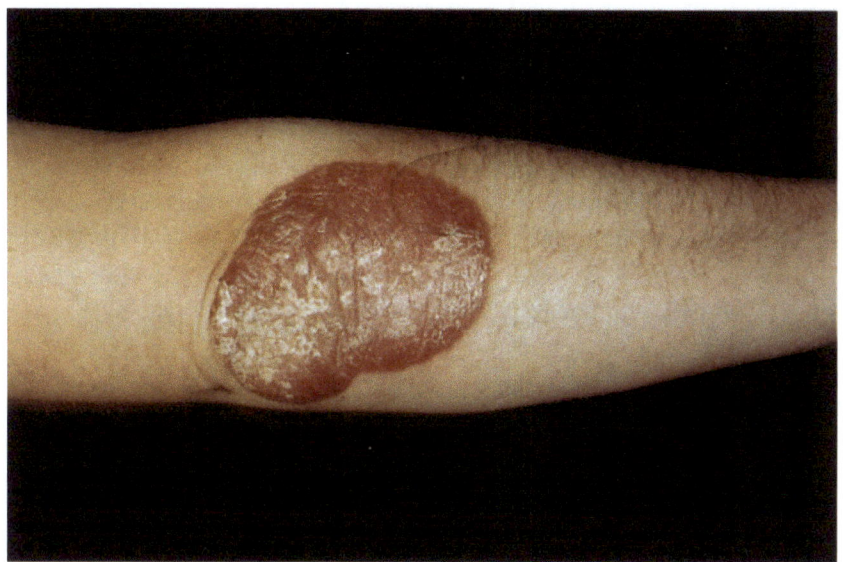

Abb. 6: Psoriatische Plaque am rechten Ellenbogen

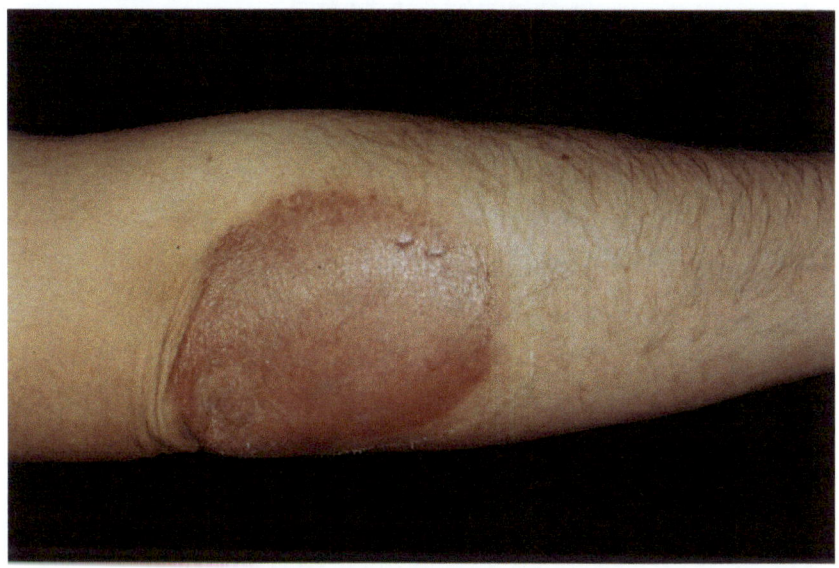

Abb. 7: Psoriatische Plaque am rechten Ellenbogen nach initialer Therapie über 14 Tage mit Calcipotriol

Cremezubereitung in Konzentrationen bis zu 2 % im Rahmen eines Kurzkontaktverfahrens zur Anwendung kam (Abb. 3).
Die Abb. 4 - 7 veranschaulichen den therapeutischen Effekt unter einer vierwöchigen Behandlung mit Calcipotriol.
Ich möchte auch an einem Beispiel verdeutlichen, wie Calcipotriol auf der feingeweblichen Ebene seine Wirkung entfaltet. Die psoriatische Läsion ist histologisch durch eine Akanthose der Epidermis mit Hypogranu-

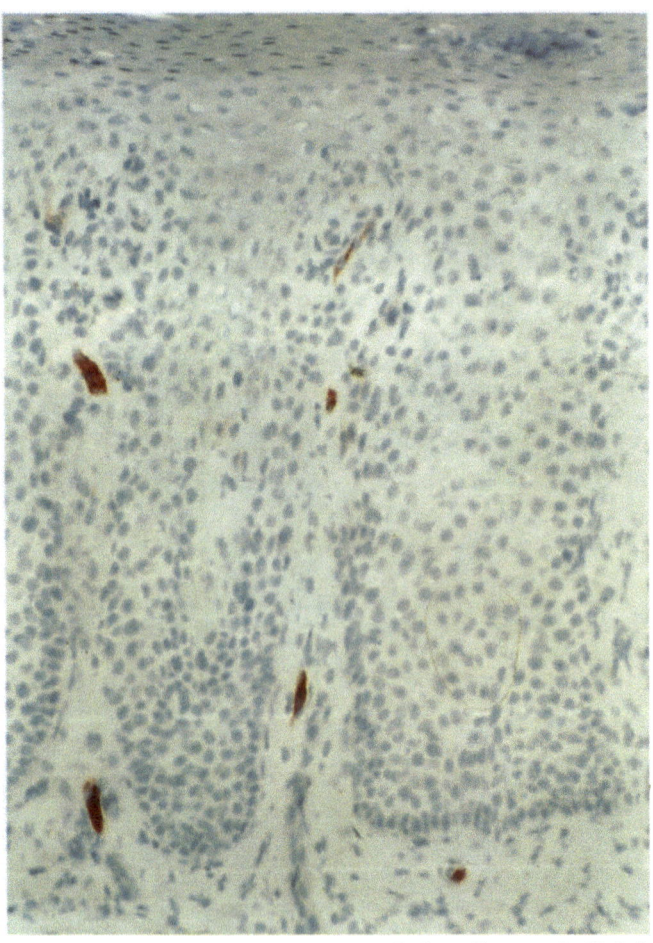

Abb. 8: Die verbreiterte Epidermis vor Behandlung mit Calcipotriol

lose und Parakeratose mit Munroschen Mikroabszessen charakterisiert. Immunhistologisch kann Filaggrin in der psoriatischen Läsion nicht nachgewiesen werden (Abb. 8). Unter Calcipotriol zeigt sich eine Normalisierung des Epithelaufbaus mit linear nachweisbarem Filaggrin im Stratum granulosum (Abb. 9). Dieser Befund unterstreicht die differenzierungsfördernde Wirkung von Calcipotriol.

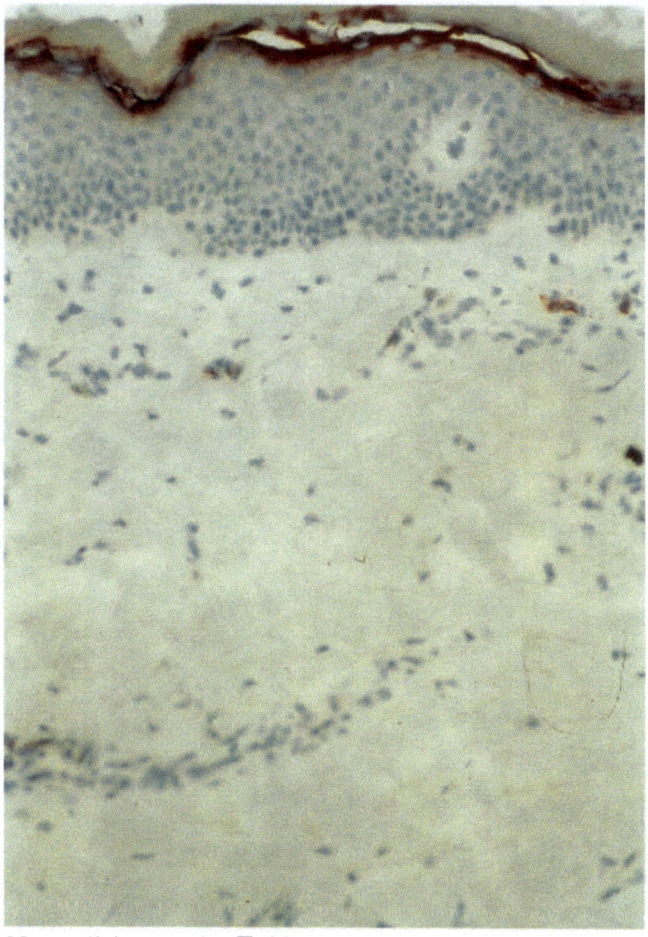

Abb. 9: Normalisierung des Epithels unter Behandlung mit Calcipotriol

Das bisher Ausgeführte zeigt, daß Calcipotriol in seiner Wirksamkeit mit unserer bisherigen Standardtherapie vergleichbar ist. Die Verträglichkeit von Calcipotriol, vor allem auch in der Langzeitanwendung, ist gut. Außer mit lokalen Irritationsreaktionen ist mit keinen anderen Nebenwirkungen zu rechnen. Auch in der Langzeitanwendung zeigte sich Calcipotriol als gut wirksam und gut verträglich. Über den Zeitraum eines Jahres konnte eine kontinuierliche Reduktion des PASI von 8 auf 3 beobachtet werden.

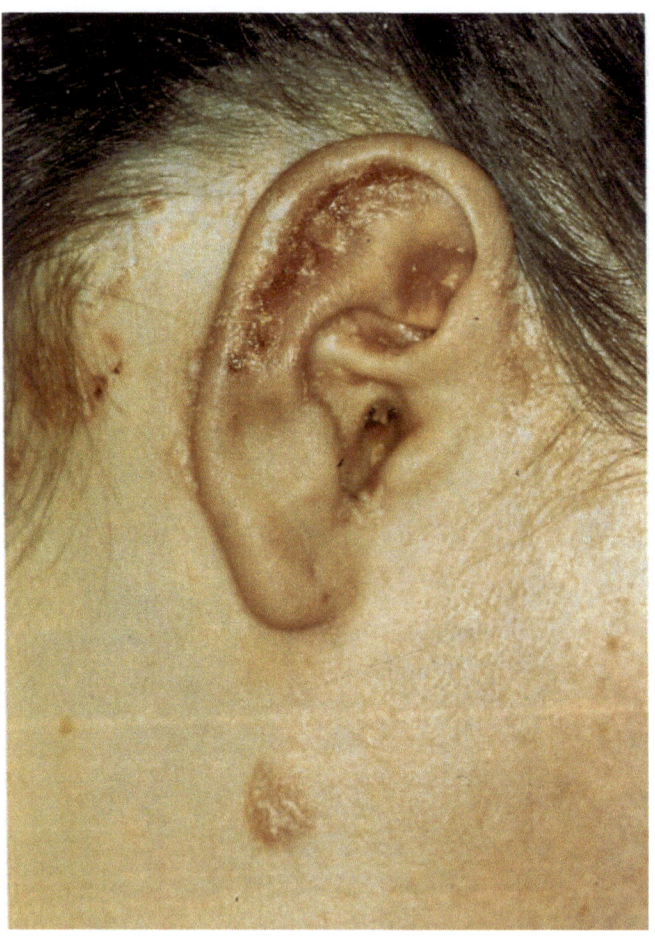

Abb. 10: Psoriatische Plaque im Ohrbereich vor vierwöchiger Calcipotriol-Therapie

In unterschiedlichsten Körperregionen mit Psoriasisbefall, welche sich häufig therapeutisch als sehr hartnäckig erweisen, haben wir mit Calcipotriol lokal therapiert, und dies mit gutem Erfolg (Abb. 10 - 15). Kombinationsstudien mit Calcipotriol wurden mehrere durchgeführt. Es liegen Daten einer Kombination von Calcipotriol mit UV B vor, die zeigen, daß durch eine Kombinationstherapie additive therapeutische Effekte zu erzielen sind. In der zu diesem Thema bisher einzigen publizierten Studie

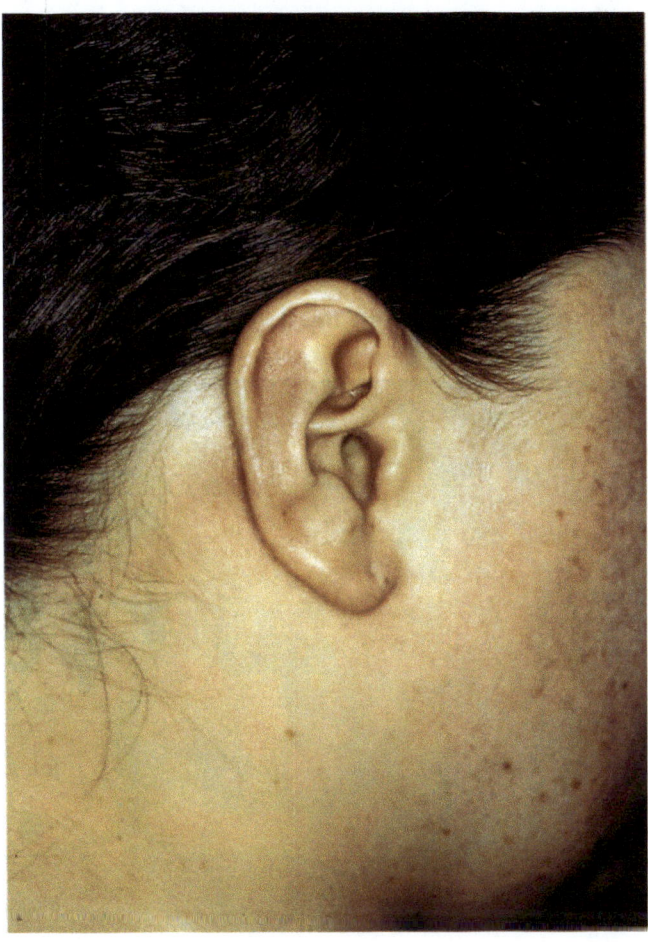

Abb. 11: Psoriatische Plaque im Ohrbereich nach vierwöchiger Calcipotriol-Therapie

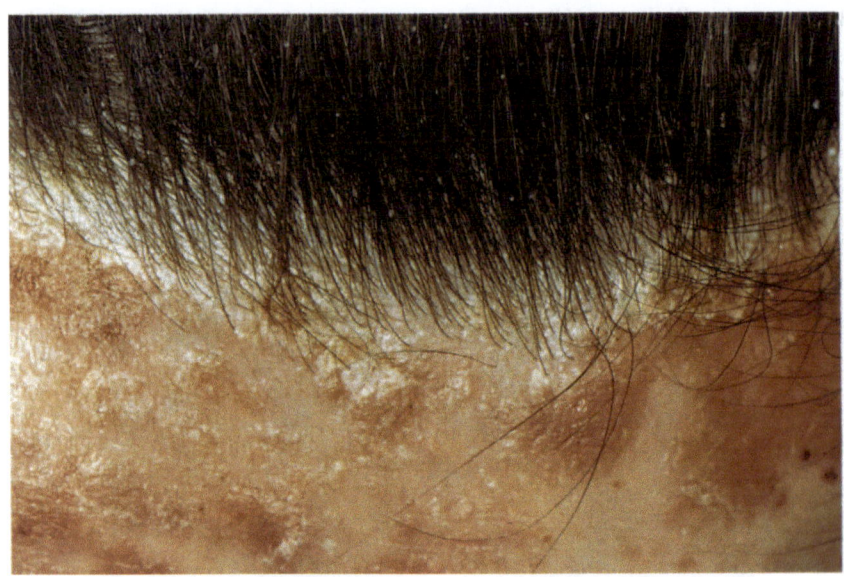

Abb. 12: Manifeste Psoriasis vulgaris an der Stirn-Haargrenze

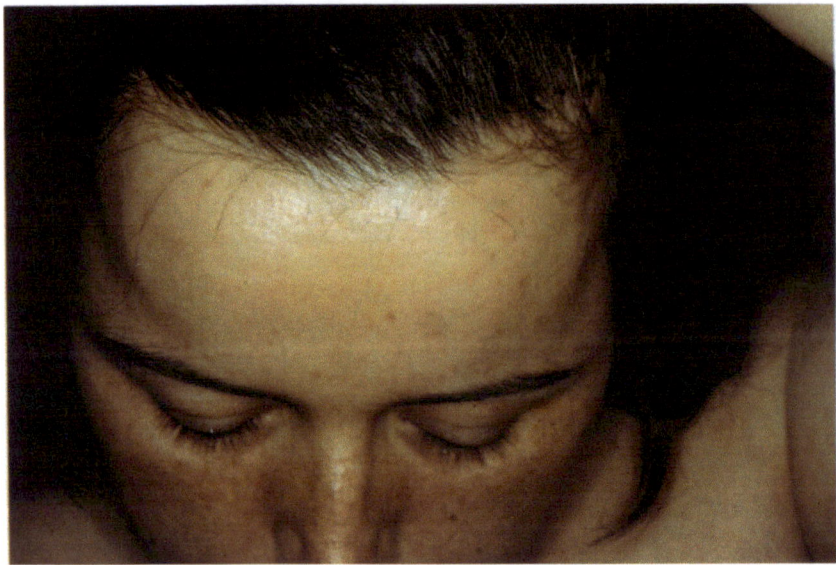

Abb. 13: Nach vierwöchiger Therapie mit Calcipotriol, Abheilung der psoriatischen Läsionen

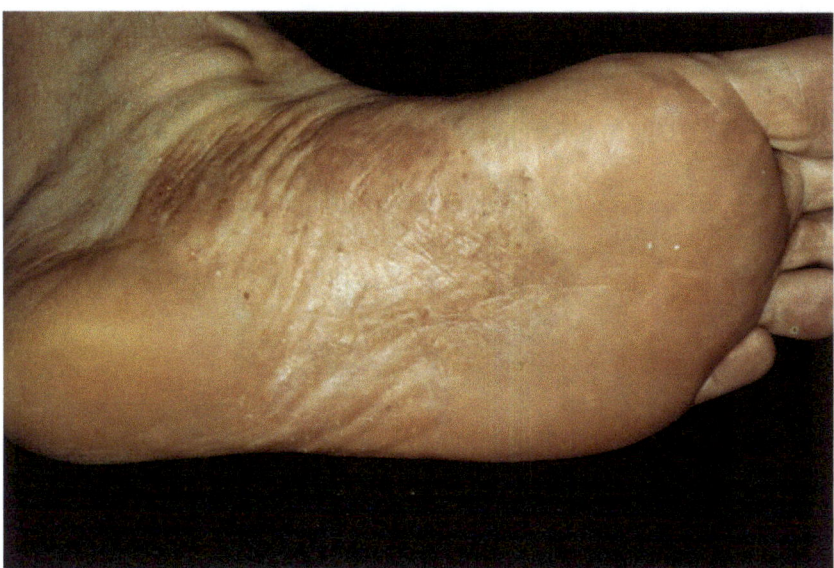

Abb. 14: Psoriasis pustulosa

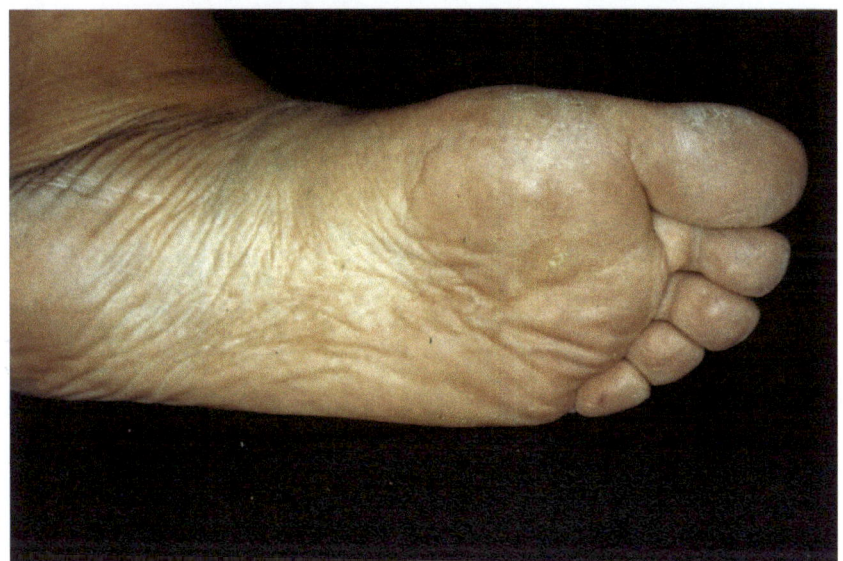

Abb. 15: Psoriasis pustulosa nach sechswöchiger Calcipotriol-Therapie

von Kragballe und Mitarbeitern wurden mehr Patienten durch die kombinierte Anwendung von Calcipotriol mit UV B-Bestrahlung erscheinungsfrei, als dies für die ausschließlich mit Calcipotriol behandelten Körperhälften zutraf. Die Abb. 16 und 17 dokumentieren diesen guten therapeutischen Effekt.

Eine weitere interessante Kombination ist Calcipotriol plus Ciclosporin A. Hier werden zwei Wirkmechanismen miteinander vereint, zum einen der

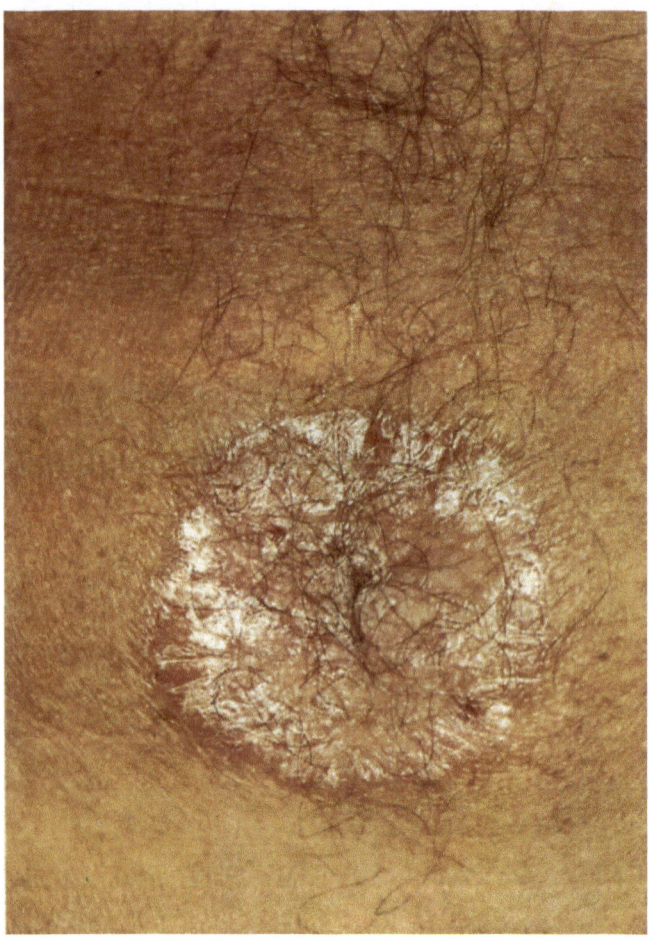

Abb. 16: Therapieresistente psoriatische Plaque unter alleiniger UV B-Bestrahlung

wesentliche Einfluß von Ciclosporin A auf die Lymphozyten, die lymphozytäre Infiltration, und zum anderen der Einfluß von Calcipotriol auf die epidermale Differenzierung. In einer multizentrischen randomisierten Studie wurde die Kombinationstherapie Ciclosporin A/ Calcipotriol mit einer alleinigen Ciclosporin A-Therapie bei 69 Patienten mit schwerer Psoriasis verglichen. Die Kombination führte zu einer statistisch signifikanten Reduktion des PASI im Vergleich zur alleinigen

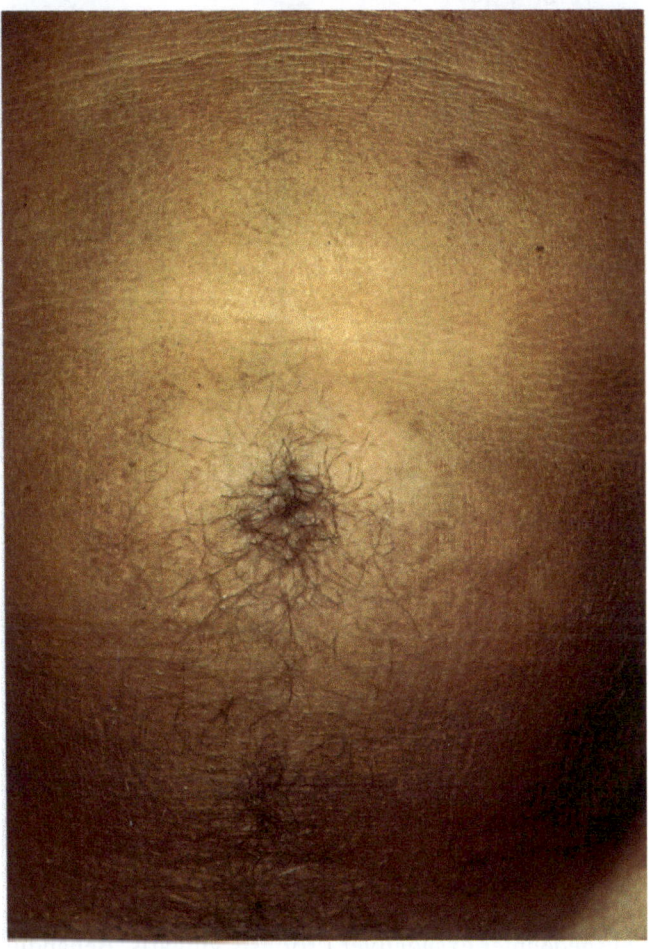

Abb. 17: Abheilung unter kombinierter UV B/Calcipotriol-Therapie nach vier Wochen

Ciclosporin A-Therapie (Abb. 18 - 21). Diese Beispiele zeigen, daß mit den modernen Antipsoriatika heute auch in Grenzfällen - z.B. bei therapierefraktären Fällen - effektive Therapieverfahren zur Verfügung stehen. Zusammenfassend kann man feststellen, daß keine systemische Beeinflussung des Calciummetabolismus unter den notwendigen Richtlinien,

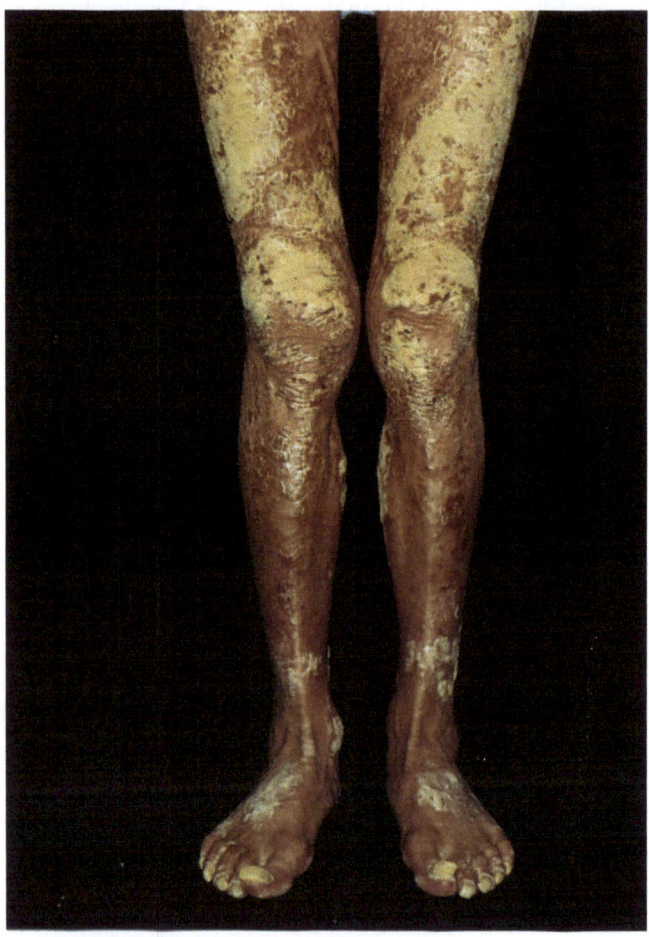

Abb. 18: Kombinierte Ciclosporin A/Calcipotriol-Therapie bei ausgedehnter exsudativer Psoriasis vulgaris. Behandlung der Extremitäten (nicht mehr als 30 % der Körperoberfläche).

die aufgestellt wurden, zu erwarten ist: Die Gesamtanwendung sollte 100 g Salbe pro Woche nicht überschreiten. Irritationen, die auftreten können, sind besonders bei der intertriginösen Behandlung zu beachten. Die Hände sollten nach Applikation der Salbe gewaschen werden, so daß eine Übertragung auf den Gesichtsbereich vermieden wird.

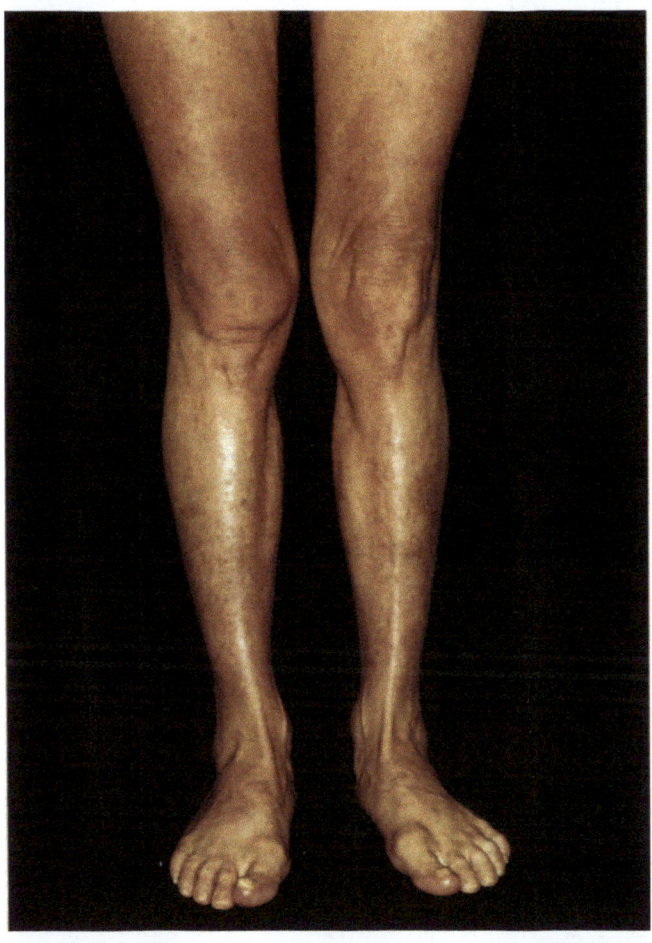

Abb. 19: Nach vierwöchiger kombinierter Ciclosporin A/Calcipotriol-Therapie

Die ersten Zeichen der Wirksamkeit sind nach 1 - 2 Wochen feststellbar. Mit einer deutlichen Besserung ist nach 4 - 6 Wochen zu rechnen; in Einzelfällen bleibt ein Erythem zurück. Die allgemeinen Vorteile liegen darin, daß diese Substanz im Vergleich zu den bisherigen Standard-

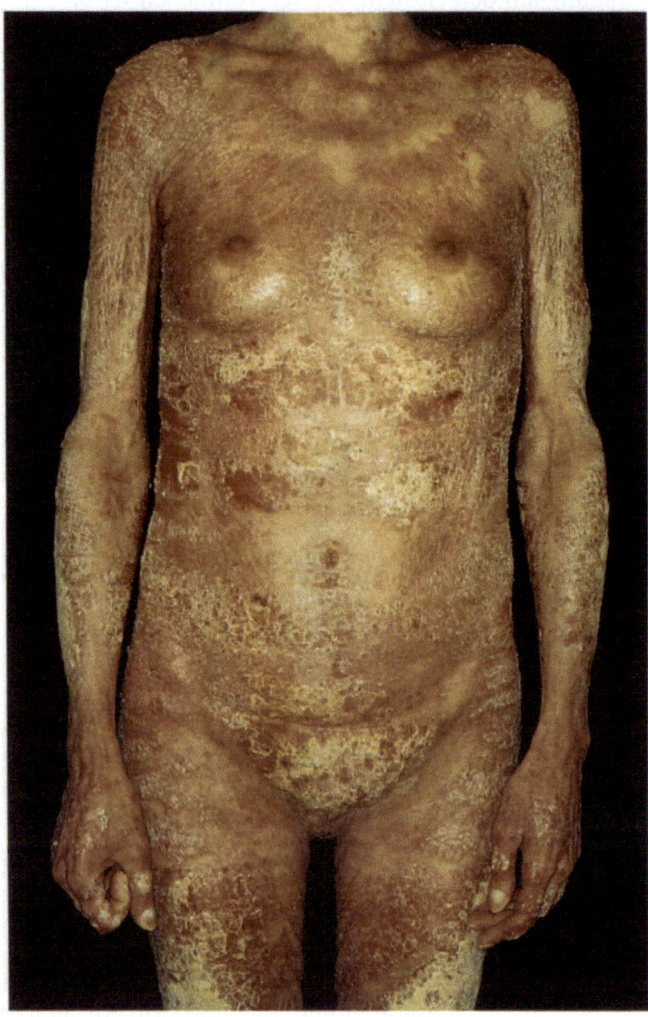

Abb. 20: Kombinierte Ciclosporin A/Calcipotriol-Therapie bei ausgedehnter exsudativer Psoriasis vulgaris. Behandlung des Körperstammes (nicht mehr als 30 % der Körperoberfläche).

therapien nebenwirkungsarm, geruchlos und einfach in der Anwendung ist und für den ungeduldigen Patienten ein sehr effektives Verfahren in der modernen Lokaltherapie darstellt.

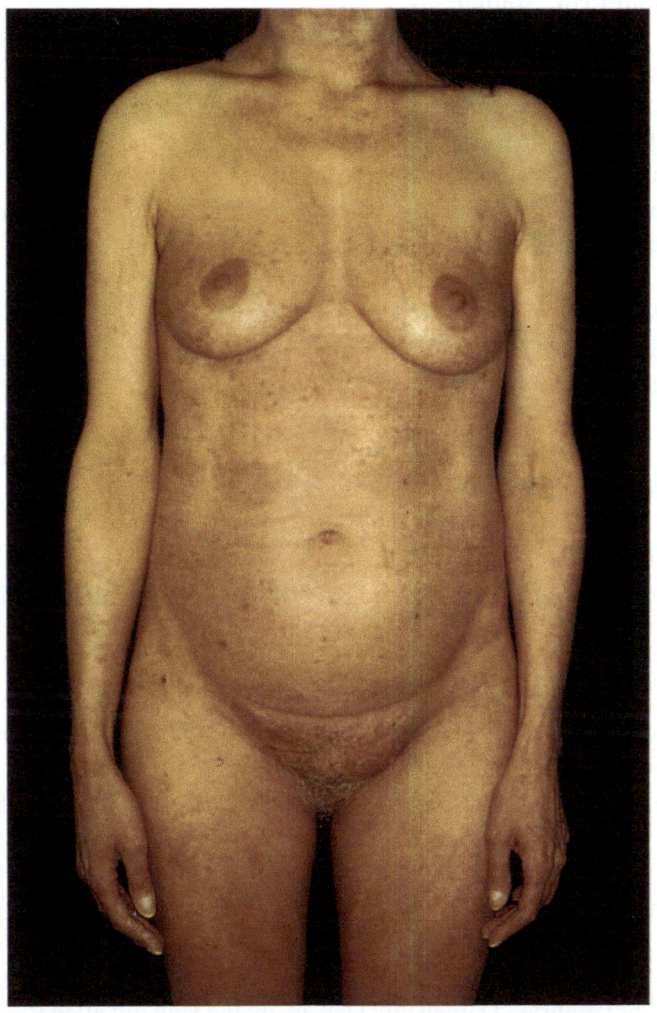

Abb. 21: Nach vierwöchiger kombinierter Ciclosporin/Calcipotriol-Therapie

Diskussion

Moderation: Prof. Christophers

Fragen an Prof. Stadler

Prof. Sönnichsen:
Herr Stadler, Sie haben über die Kombination von Calcipotriol und UV B referiert. Es gibt auch eine Studie über Calcipotriol und PUVA. Vielleicht sollte man das noch einmal sagen. Auch dort beobachtet man eine Verkürzung der Behandlungszeit und eine signifikante Reduzierung der UV A-Exposition, was nur günstig sein kann.

Prof. Stadler:
Vielen Dank für die Zusatzbemerkung. Ich hatte aufgrund der begrenzten Zeit nicht die Möglichkeit, auch auf diese Studie einzugehen. Selbstverständlich liegt auch darin ein wirksames Therapiekonzept, und die Daten zeigen, daß eine signifikante Reduktion sowohl der Dosis als auch der Frequenz der Anwendung erzielt wird.

Prof. Christophers:
Können Sie uns auflisten, welche Kombinationen bislang geprüft sind?

Prof. Stadler:
Geprüft sind Calcipotriol plus UV B, Calcipotriol plus PUVA und Calcipotriol plus Ciclosporin. Wichtig wäre noch zu erwähnen, wann Calcipotriol in Kombination mit Licht zu verabreichen ist. Man sollte es nach der Bestrahlung auftragen, da das Molekül sonst in seiner Struktur zerstört wird und keine additive Wirksamkeit zu erzielen ist.

Schlußwort

Prof. Christophers:
Meine sehr verehrten Damen und Herren, mein Dank gilt allen Referenten, die mit anschaulichem Bildmaterial klar vorgetragen haben. Mein Dank gilt den Diskutierenden und auch der Firma Schering AG, Berlin, für dieses Symposium.

Stichwortverzeichnis

Symbole
1-alpha-Hydroxylase 18

A
Abheilung, scheinbare 16

B
Barrierefunktion 16
Beeinflussung des systemischen
 Calciumhaushaltes 35
Bindungsprozesse, spezifische 14

C
Calcipotriol 33, 35, 36 ff
Calcipotriol und PUVA 62
Calcitriol 33 ff
Calciumabsorption 19
Calciumbedarf 18
Calciumhomöostase 19
Calciumrückresorption 20
Compliance 17

D
Darier-Läsionen, trockene 44
Dehydrocholesterin 18
Differenzierungsinduktion 28
Differenzierungsprogramme 21
Differenzierungsschritte 21, 23

E
Endothelmarker 44
Entzündung 24

F
Feedback-Hemmung 20

G
Gewebereaktion, psoriatische 24, 25

H
Hyperkalzämie 37
Hyperproliferation, epidermale 24

I
Ichthyosis vulgaris 41
Indikationen, andere als Psoriasis 41

K
Keratoderma 41
Keratosis pilaris 41
Kombinationen 62
Kombinationsstudien 53
Kombinationstherapie 53

L
Langzeitanwendung 52

M
Mediatorsysteme 30
Medikamentenüberschuß 13
Morbus Darier 41

N
Netzwerk aus ortsständigen und Infiltratzellen
 sowie Mediatoren 24
nuclear accessory factors (NAF) 23

P
PASI 39, 40
Pathogenese der Psoriasis 37
Penetration 12

Penetration, follikuläre 15
Penetration, perkutane 11
Penetrationskinetik 11
Penetrationsmaximum 11
Penetrationsprozeß 14
Penetrationssteigerung 17
Pharmakonzufluß 13
Proliferationshemmung 28
Proliferationsschritte 21, 23

R
Reservoir 14
Resorptionsort 14
Resterythem 30
Resultate, klinische 39
Rezeptoraffinität 26
Rezeptorexpression 32
Rückkopplungshemmung (feedback) 20

S
Schutzfunktion 12
Struktur von Calcitriol (Vitamin D_3) und Calcipotriol 34
Struktur von Tacalcitol 34

T
Tacalcitol 33 ff
Tachyphylaxie 39

U
UV A-Exposition 62

V
Vitamin-D-Gehalt 18
vitamin-D-responsive elements (VDRE) 22
Vitamin-D-Rezeptor 21 f, 26, 28
Vitamin-D-Rezeptorexpression 23
Vitamin-D-Rezeptorprotein 27
Vitamin-D-Stoffwechsel 19
Vitamin-D_3-Forschung 46
Vorgänge, zellbiologische 38

Z
Zellproliferation 23

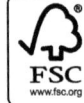

MIX
Papier aus verantwortungsvollen Quellen
Paper from responsible sources
FSC® C105338

If you have any concerns about our products,
you can contact us on
ProductSafety@springernature.com

In case Publisher is established outside the EU,
the EU authorized representative is:
**Springer Nature Customer Service Center GmbH
Europaplatz 3, 69115 Heidelberg, Germany**

Printed by Libri Plureos GmbH
in Hamburg, Germany